生殖健康咨询系列丛书

更年期保健

主　编　耿琳琳
编　者　(按姓氏笔画为序)
　　　　任芬若　张　晏
　　　　耿琳琳　韩书心
插　图　裘　萍

北京大学医学出版社

图书在版编目（CIP）数据

更年期保健/耿琳琳主编.—北京：北京大学医学出版社，2004.12

（生殖健康咨询系列丛书）
ISBN 978-7-81071-710-6

I.更… II.耿… III.女性-更年期-保健 IV R711.75

中国版本图书馆 CIP 数据核字（2004）第 110362 号

更年期保健

主　　编：耿琳琳
出版发行：北京大学医学出版社（电话：010-82802230）
地　　址：（100191）北京市海淀区学院路38号 北京大学医学部院内
网　　址：http://www.pumpress.com.cn
E - mail：booksale@bjmu.edu.cn
印　　刷：北京地泰德印刷有限公司
经　　销：新华书店
责任编辑：娄艾琳　王凤廷　责任校对：程时　责任印制：郭桂兰
开　　本：850mm×1168mm 1/32　印张：5.75　字数：109千字
版　　次：2005年1月第1版　2009年12月第2次印刷
书　　号：ISBN 978-7-81071-710-6
定　　价：11.80元

版权所有，违者必究
（凡属质量问题请与本社发行部联系退换）

《生殖健康咨询系列丛书》
编委会名单

总主编 沈 和
副主编 张世琨 陈振文
编 委（以姓氏笔画为序）
王幼刚 卢文红 刘 庆
沈 和 陈振文 姚康寿
贾孟春 耿琳琳 黄 俊
嵇小迎

序 一

1994年国际人口发展大会上提出"生殖健康"理念至今已有10个年头。生殖健康理念的提出是人们对健康和计划生育认识进步的产物，它是指与生殖系统功能和过程有关的一种身体、精神和社会方面的健康状态，强调人们有权获知并能获取他们所选择的安全、有效、可接受的计划生育方法和适当的保健服务。随着人口和计划生育工作的不断深入以及广大人民群众自我保健意识的增强，这个理念在渐入人心的同时也成为国际上判断国家综合发展水平的重要人文指标之一。

实现全面建设小康社会目标需要一个良好的人口环境做保障，对这一点全社会已达成共识。当前在人口发展方面出现的出生缺陷发生率较高、老龄化进程加快，艾滋病呈现蔓延趋势以及青少年性教育缺失等问题，归结到一点都是人口安全和健康问题。这需要全社会更加关注生殖健康，更需要普及生殖健康知识和为群众提供优质的生殖健康服务。

积极推进实施避孕节育优质服务，出生缺陷干预和生殖道感染干预生殖健康计划，传播普及生殖健康知识，提供生殖健康服务不仅是广大人民群众的需要，也是新时期人口和计划生育工作者的重要使命。基于此，国家人口计生委科研所等有关专家编写了这套《生殖健康咨询》丛书。旨在讲解和介绍避孕节育、优生优育、围产保健、性病/艾滋病防治等生殖健康领域的知识和方法。丛书取材严谨，体例新颖，图文并茂，具有很强的趣味性和可读性，全书贯穿以人为本思想，群众从阅读中可以增强自我保健意识，提高自我保健能力，特别是对育龄妇女更好地了解避孕节育知识和方法，做到知情选择很有帮助；此外，这套丛书还在很大程度上可以帮助计划生育技术服务人员掌握最新的生殖健康知识、技术进展和交流咨询技巧，尊重群众的权利和选择，更有效地提高咨询服务水平。

相信广大读者会从中受益。为此序。

国家人口和计划生育委员会主任

张维庆

二〇〇四年元月

序 二

十年前,世界卫生组织所界定的生殖健康定义在开罗召开的世界人口发展大会上通过,并被国际社会所认同。全球卫生战略,在完成"2000年人人享有健康"的第一个目标后,摆在我们面前的是,"2015年人人享有初级生殖保健"的第二个奋斗目标。生殖健康包括生育调节、母亲安全及婴儿健康、生殖系统疾病防治、性健康及性传播疾病防治、不育、优生及围绝经期保健等方面的内容。目前生殖健康的内涵更加扩展,已经突破单纯生物学的观点,并促进以人为本、全面、协调和可持续的发展。

计划生育与生殖健康的关系十分密切,控制人口数量、提高人口质量,促进人口与环境、社会协调发展,只有拓宽计划生育服务内容,提供计划生育优质服务才能更有利于提高人们的生殖健康水平。一个十分重要的途径,就是加强生殖健康的教育,促进科学知识的普及、提高人们的自我保健意识。为了提高基层计划生育服务人员的生殖健康知识水平,推动科技知识的普及,我们编写了这套"生殖健康咨询"系列丛书。该书的主要内容涉及性发育、成熟与青少年青春期性教育;避孕方法知情选择、妊娠、围产期保健;不育与辅助生育;遗传疾病防治;生殖系统疾病与性传播疾病防治;围绝经期保健和男性常见疾病防治等。每部分内容独立成册，相互之间又有联系，互相补充。每一问答配有图画，使文字增添了趣味。全套丛书分为八册，约80万字，图画约600多幅。

该书在编纂过程中，取材立足于国内，并引入国际上最新的理论知识和最新的技术成果；问答力求科学、重点突出、深入浅出、通俗易懂、实用趣味。本书可作为开展生殖健康知识普及的参考使用，也可对广大群众普及科学知识使用。

该书的编写与出版在国家计生委、国家计生委科研所有关单位和人员积极帮助下，经过全体编者的艰苦努力完成的。特别是国家人口和计生委主任张维庆百忙之中为本书作序。北京大学医学部、首都医科大学、国家人口和计生委科研所的一些专家、学者给予了大力支持和帮助，为本书的编写和出版做出了贡献，为此，我们深表敬意和感谢。

由于该书历时两年，资料收集工作费时、费力，利用业余时间完成文字和图画，书中难免存在不足，恳请广大读者予以指正。希望本套丛书能为普及生殖健康知识、提高全民生殖健康水平起到积极推动作用，我们将受到莫大欣慰。

国家人口计生委科研所

沈 和

二〇〇三年十二月

前　言

随着医学保健事业的不断进展，保健和营养各方面条件的改善，许多危害人类的疾病得到了有效的控制和消灭。人类的寿命逐渐延长，老年人口增长。老龄问题已引起医学界的普遍重视。

更年期是中年向老年的过渡时期。女性主要是卵巢功能逐渐减退以至完全消失，下丘脑－垂体－卵巢轴的活动由波动到完全消失。男性主要是睾丸分泌雄激素的功能减退，最后完全消失。表现为生育能力和性生活下降，性器官进行性萎缩和逐渐衰老以及伴随出现的其他器官的变化。大多数人可以通过神经和内分泌等系统的调节和适应，顺利度过更年期。但有13%~20%的女性或10%~15%的男性可在这个时期出现或轻或重的以植物神经系统紊乱为主的症候群，影响健康与工作，称为更年期综合征。

每个人都渴望经过奋发图强、艰苦奋斗的青中年以后，能够平和、愉快地度过更年期，最后成为健康长寿的老人。因此更年期和更年期综合征是当今医学界引人瞩目而有待深入探讨的课题之一。

本书从更年期的生理、心理的变化特征、更年期综合征的发病机理、临床表现及相应的治疗方法等方面回答了更年期的朋友提出的常见问题,为更年期的朋友提供了保健常识。希望这本书能成为更年期朋友日常工作和生活的好顾问。

编　者
2003年12月

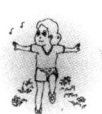

目 录

1. 妇女的更年期是怎样划分的？……………………（1）
2. 更年期的心理变化和症状受到哪些社会文化因素的影响？……………………………………………（2）
3. 出现更年期症状就是更年期综合征吗？…………（3）
4. 更年期妇女会出现哪些生理变化？………………（4）
5. 更年期会出现哪些症状？…………………………（6）
6. 绝经前后为什么会发生月经紊乱？………………（8）
7. 妇女更年期发生月经紊乱的特点有哪些？应如何对待？………………………………………………（10）
8. 人工绝经的妇女也有更年期的变化吗？…………（11）
9. 从来没有月经的妇女有更年期吗？………………（12）
10. 更年期综合征是怎么回事？………………………（14）
11. 妇女一般在什么年龄绝经？影响绝经的因素有哪些？………………………………………………（15）
12. 为什么要等到月经一年不来潮才定为绝经？……（16）
13. 为什么有的妇女不到35岁就出现绝经？…………（18）
14. 男性有更年期吗？…………………………………（20）
15. 妇女更年期性心理有哪些变化？…………………（21）
16. 更年期男、女性功能有哪些变化？………………（23）

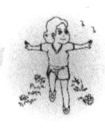

17. 更年期妇女会出现哪些不良的心理状态？……(24)
18. 更年期可能会出现哪些精神神经症状？……(25)
19. 更年期出现的精神神经症状与精神病有区别吗？
    ………………………………………………(26)
20. 更年期忧郁症的临床表现有哪些？如何求治？…(27)
21. 什么是更年期偏执状态，应如何对待？……(29)
22. 为什么会出现潮热、多汗症状？……(31)
23. 妇女出现心悸，胸前区闷压感，是不是冠心病？
    ………………………………………………(32)
24. 血脂升高，心电图异常，一定是冠心病吗？…(34)
25. 妇女更年期为何易患心血管疾病？……(35)
26. 为什么有的更年期妇女会发生高血压，而有的会发生低血压？………………………………(38)
27. 更年期妇女怎样预防心血管疾病？…………(39)
28. 为什么妇女一过40岁就会发胖？要不要减肥？…(40)
29. 更年期的妇女为什么容易出现泌尿系统感染？…(42)
30. 更年期妇女为什么会出现外阴瘙痒？………(43)
31. 妇女在更年期常出现阴道炎是正常的吗？……(46)
32. 许多妇女在40多岁出现胆石症，为什么？…(47)
33. 更年期妇女为什么常出现腰酸，足跟疼和网球肘？
    ………………………………………………(48)
34. 有些妇女在更年期出现骨质疏松症，并伴有骨质增生症，为什么？………………………(50)
35. 检查骨质疏松的方法有哪些？………………(52)
36. 更年期骨关节病与骨代谢有关吗？如何治疗？…(54)

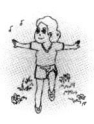

37. 更年期妇女需要补钙吗？哪些食物中含钙较高，
    便于吸收？ ………………………………………… (56)
38. 为什么喝牛奶补钙是最好的方法？ …………… (58)
39. 怎样预防骨质疏松？ ……………………………… (58)
40. 骨质疏松患者运动时应注意什么？ …………… (60)
41. 得了"五十肩"如何治疗？ ……………………… (62)
42. 骨质疏松患者应注意补充哪些维生素？为什么？
    ………………………………………………………… (64)
43. 骨质疏松患者是否应卧床休息？应怎样选择活动
    或运动方式？ ……………………………………… (66)
44. 骨质疏松患者如果长期卧床休息会发生哪些并发
    症？应如何治疗？ ………………………………… (67)
45. 骨质疏松患者哪些部位容易发生骨折？骨折发生
    特点是什么？ ……………………………………… (69)
46. 患了骨质疏松是否应该绝对卧床休息？长期卧床休
    息会出现哪些不良的后果？怎样预防与治疗？ … (70)
47. 为什么预防骨质疏松要戒烟？ ………………… (72)
48. 饮茶可以预防骨质疏松吗？ …………………… (73)
49. 服用钙剂治疗骨质疏松有哪些注意事项？ …… (74)
50. 什么时间补钙效果最好？ ……………………… (75)
51. 有不少妇女在更年期易患感冒，上呼吸道感染，
    为什么？ …………………………………………… (76)
52. 妇女使用激素前是否需要进行全面体检，为什么？
    ………………………………………………………… (78)

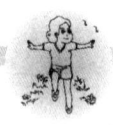

53. 更年期妇女如何安排好规律的生活节奏和生活起居？
 ·· (79)
54. 更年期如何注意饮食和营养？ ·············· (81)
55. 更年期妇女为什么应定期体格检查？ ······ (82)
56. 更年期妇女为什么要防癌？ ·················· (83)
57. 妇女在更年期出现尿失禁是怎么回事？ ······ (85)
58. 患了更年期瘙痒怎么办？ ····················· (86)
59. 体检时发现乳房肿块怎么办？ ·················· (88)
60. 为什么要进行乳腺癌的普查？ ·················· (90)
61. 得了乳腺癌乳房会有哪些变化？ ·············· (92)
62. 更年期妇女怎么预防更年期牙周病？ ······ (94)
63. 绝经后再次出现阴道出血应怎么办？ ······ (95)
64. 更年期妇女出现不规则子宫出血怎样诊治？ ··· (97)
65. 更年期可以少量饮酒吗？ ······················ (100)
66. 更年期喝茶或咖啡有何利弊？ ················ (101)
67. 患子宫内膜异位症的妇女绝经后会痊愈吗？ ··· (102)
68. 患子宫肌瘤的妇女绝经后肌瘤会萎缩吗？ ····· (103)
69. 如何掌握对患子宫肌瘤妇女子宫切除手术的适应证？ ·· (104)
70. 如何治疗更年期综合征？ ······················ (104)
71. 激素替代治疗是怎么回事？ ···················· (106)
72. 服用替代疗法后会有哪些利弊？ ·············· (109)
73. 服用替代疗法时会出现乳房胀现象，是否正常？
 ··· (111)

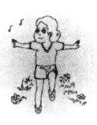

74. 激素替代疗法会增加妇女恶性肿瘤的发生率吗？
　　………………………………………………（113）
75. 是不是所有的妇女都适合使用激素替代疗法？
　　………………………………………………（115）
76. 哪些妇女不能使用激素替代疗法？…………（117）
77. 服用激素替代治疗后出现阴道出血是否必须停止
　　使用？………………………………………（117）
78. 对进入老年期的妇女还可以使用激素替代治疗吗？
　　………………………………………………（119）
79. 处于更年期的妇女还需要避孕吗？…………（120）
80. 使用宫内节育器的妇女在月经紊乱时需要取出吗？
　　………………………………………………（121）
81. 为什么40岁以后的妇女不宜再使用甾体类避孕
　　措施？………………………………………（122）
82. 月经过多的妇女应采取何种避孕方法？现在市场
　　上可推荐的方法有哪些？…………………（123）
83. 更年期妇女为什么不宜采用安全期避孕？…（124）
84. 使用工具避孕的更年期妇女因阴道干燥发生性交
　　困难有何办法？……………………………（125）
85. 外用避孕药（片）对哪些妇女不适用？……（126）
86. 外用避孕药（片）可供哪些妇女使用？……（126）
87. 妇女更年期出现的健忘是大脑发生退变吗？…（126）
88. 中老年人易患白内障是怎么回事？…………（128）
89. 得了白内障怎么办？…………………………（131）
90. 什么是早老性痴呆？…………………………（132）

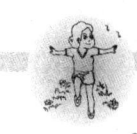

91. 早老性痴呆患病率在男性、女性有区别吗？…(134)
92. 早老性痴呆有遗传性吗？……………………(135)
93. 如何早期预防早老性痴呆？…………………(136)
94. 如何发现早老性痴呆的先兆？………………(138)
95. 如何把握好更年期心理顺利度过更年期？…(139)
96. 如何防止更年期综合征？……………………(141)
97. 更年期妇女出现子宫脱垂是怎么回事？……(142)
98. 怎样预防更年期子宫脱垂？…………………(144)
99. 和谐的性生活对更年期妇女的健康有益吗？…(145)
100. 如何安排好更年期的性生活？………………(146)
101. 40多岁的妇女皮肤为什么会发生变化？……(147)
102. 发生睡眠障碍怎么办？………………………(149)
103. 更年期的妇女出现血糖升高，是糖尿病吗？…(151)
104. 出现更年期的糖尿病应如何诊断和治疗？…(152)
105. 子宫颈上皮非典型性增生是宫颈癌吗？……(155)
106. 绝经后发现卵巢肿瘤怎么办？………………(157)
107. 绝经后的妇女能耐受大手术吗？……………(159)
108. 更年期妇女还会发生哪些生殖器肿瘤？……(161)
109. 祖国医学如何认识更年期综合征？…………(165)
110. 祖国医学对更年期综合征怎样治疗？………(166)
111. 有更年期综合征哪些症状的妇女可以用柴胡疏肝汤？………………………………………(167)
112. 二仙汤对哪些患更年期综合征的妇女有疗效？
………………………………………………(167)

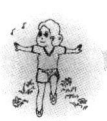

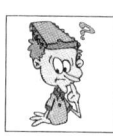

1. 妇女的更年期是怎样划分的?

妇女的一生中,经过一段生育能力和性活动正常的时期后,生育能力和性生活逐渐减弱到完全停止,进入老年期。这一过程称之为更年期。在更年期中有一个特殊的症状就是月经闭止,称为绝经。在绝经前后又各有一段特定的历程,称为绝经前期和绝经后期。因此更年期包括绝经前期、绝经期和绝经后期,前后两者可统称为围绝经期,指妇女从有生育能力的年龄过渡到无生育能力年龄的一个生命阶段,即从绝经前5~10年开始,直到绝经后5~10年,一般指妇女从40岁到60岁为更年期。绝经前期指卵巢功能开始衰减的时候,也就是卵泡功能衰减的时期。雌激素不断减少,垂体失去了雌激素的负反馈抑制,促性腺激素升高,内分泌开始紊乱。主要症状为出汗、潮热、心悸等,部分妇女月经正常,有排卵现象,部分妇女表现为

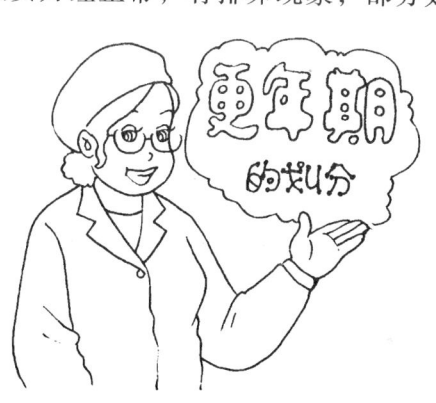

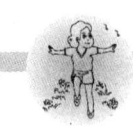

月经不规律，无排卵性月经，功能性子宫出血，也有的月经周期改变不大，仅血量减少而最后月经闭止，但此时期排卵未完全中止，但受孕后胎儿畸形率升高，所以仍应注意避孕。绝经期指月经永久性闭止。但因为绝经前期的月经周期可能长达3~5个月，因此将月经闭止达一年以上，最后一次月经定为绝经期。绝经后期指月经闭止后至卵巢内分泌功能完全消失的时期，也就是进入老年期前的阶段。

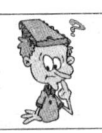

2.更年期的心理变化和症状受到哪些社会文化因素的影响？

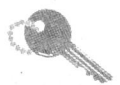

更年期的心理变化和症状易受到一些社会文化因素的影响，如事业上的挫折，离休、退休、下岗后的孤独，人际关系不合，生活过度紧张，安全受到威胁，配偶多病或亡故，父母辞世等等可以造成心理、精神上的诸多不平衡因素，可以成为更年期综合征的触发基础。文化水平高，绝经前期月经紊乱或输卵管结扎术者的症状较为严重；既往哺乳或绝经前已离异或丧偶者更年期综合征的症状相对较轻。

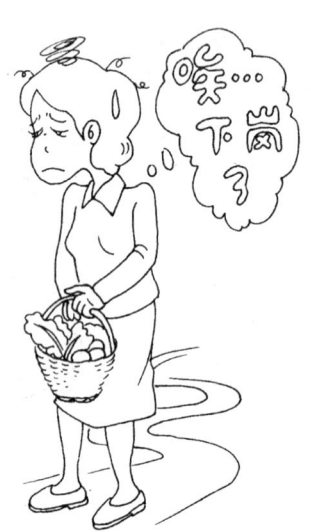

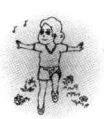
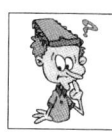

3.出现更年期症状就是更年期综合征吗?

出现更年期症状不一定是更年期综合征。更年期综合征是在更年期内,卵巢功能衰退,雌激素降低,影响到全身各个器官和组织的某些功能上甚至形态上的改变,引起一系列的临床症状。更年期综合征的症状多种多样,颇为复杂,多为生殖系统,心血管系统,心理情绪方面,代谢方面等,但在更年期综合征中,除潮红是一特定而又容易诊断的症状以外,其他可能因年龄增长而出现的一些临床症状和躯体变化,很难区分是由于更年期,还是由于其他疾病或妇女周围环境或本身精神背景有所改变而引起的,如心血管症状,精神情绪症状,关节与肌痛,尿道症状等,需要详细检查。根据年龄、内分泌状态、体格检查及性激素治疗是否有效等综合因素进行鉴别诊断,排除其他病种,而不能仅凭更年期症状而轻率地诊断为更年期综合征。

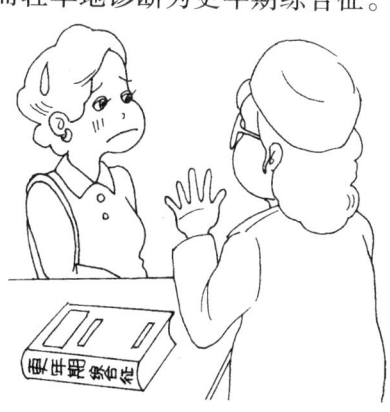

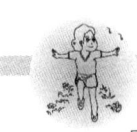
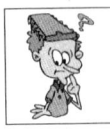

4. 更年期妇女会出现哪些生理变化？

更年期指妇女一生中自性成熟期进入老年期的过渡时期，实质上此阶段是一个卵巢功能退化，生殖能力逐渐停止的老化过程，伴随着年龄和卵巢功能的衰退，身体各系统，各个器官也开始萎缩和老化，会出现相应的生理变化。

（1）呼吸系统：随着更年期的到来，肺脏的弹性纤维变性，肺泡数量减少，肺泡壁变薄，肺泡扩大，肋骨硬化，膈肌及胸廓呼吸肌逐渐萎缩，呼吸功能减弱。

（2）消化系统：口腔黏膜变薄，唾液分泌减少，舌运动功能减弱，胃肠道黏膜变薄，消化酶分泌减少，容易出现胃肠道消化吸收不良及便秘等现象。肝脏的体积减小，肝细胞数量减少，肝功能减弱。糖类、脂类代谢紊乱，易患胃肠道炎症，胆结石，糖尿病等疾病。

（3）循环系统：心肌逐渐萎缩，心脏瓣膜变肥厚、硬化、弹性降低，心脏传导系统老化，易发生心律紊乱，影响内脏器官及大脑的供血，脂肪、糖类代谢紊乱，全身动脉尤其是主动脉和冠状动脉硬化，更加加重了心脏的负担，使心脏、肝脏及肾脏的血流量减少而易导致相应的病变。由于雌激素水平的下降，易发生血管舒缩失调性，阵发性潮热，假性心绞痛。

（4）泌尿系统：由于雌激素的减少，膀胱肌肉萎缩，尿容量减少，膀胱出口腺体增生，尿道黏膜变薄，

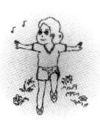

纤维化变硬，因此引起膀胱和尿道功能的异常变化，常出现残余尿，夜尿增多，尿失禁，尿频，尿急，排尿困难，易患泌尿系统感染。

(5) 生殖系统：外阴皮肤萎缩，弹性差，皮下脂肪减少，阴毛稀少，灰白，阴道黏膜变薄，苍白，皱壁变平滑，组织弹性差，穹窿变平坦，宫颈萎缩、粘液分泌减少，子宫壁变硬、变薄、萎缩，子宫内膜萎缩变薄，输卵管退化，卵巢缩小，质地硬，卵泡数量减少。

(6) 骨骼组织：随着雌激素的减少，骨质吸收大于骨质合成，骨质逐渐损伤，导致骨小梁减少，容易发生骨折，如股骨颈、腕骨、脊椎体骨折等。脊椎变形，常发生胸腰椎疼痛。

(7) 神经系统：脑重量减轻，大脑皮质出现不规则的肥厚、萎缩性改变，神经元数量减少，脑神经递质及功能下降，出现精神行为的异常，严重者类似精神病症状。

(8) 其他：皮肤皱褶增多，变薄，白发增多，脱发明显，牙齿逐渐脱落，视听觉敏感度下降。

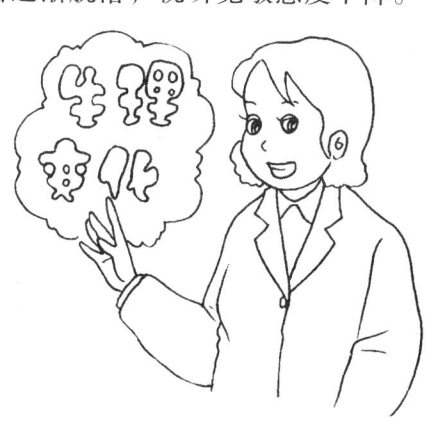

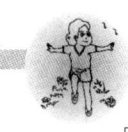

5. 更年期会出现哪些症状?

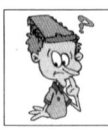
更年期会出现下列症状:

(1) 月经紊乱:与卵巢功能衰退、性激素分泌失调有关。绝经前约70%妇女出现月经紊乱,表现为月经周期不规则,持续时间和月经量不一,不少人表现为月经周期延长,经期和经量不变,少数人表现为月经失去周期,呈不规则阴道出血,月经量增多,甚至出现继发性贫血。

(2) 潮热、出汗:是更年期女性最主要和典型的症状,与雌激素水平下降有关。发生率约70%~80%,表现为阵发性发热,起自面部,然后扩展到颈、胸,可波及全身,并伴有皮肤红色斑片状块及出汗,接着是突发性出汗,伴头晕、心悸、乏力,持续数十秒至数分钟不等,发作次数从每天20余次到每周1~2次不等。皮肤表面温度可以升高,手指温度可升高2.7℃,因此患者感到难以忍受的不舒服和烦躁,同时可以感到轻微的头痛、眩晕、心悸和恶心等,还有额部微汗,手心湿润,这种现象夜间较明显,称之为"夜汗",会影响睡眠,甚至失眠,有时伴有心悸或阵发性心动过速。

(3) 精神、神经症状:与内啡肽,5-羟色胺等神经递质有关,也与个体性格,职业和文化背景等有关。主要表现为情绪不稳定,脾气急躁而不能控制,神经质,

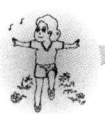

固执，注意力不集中，失眠，头痛，记忆力下降，神经衰弱，抑郁多疑等。

（4）泌尿、生殖器官萎缩：更年期由于雌激素下降，内外生殖器、膀胱和尿道都会发生萎缩。外阴皮肤干皱，皮下脂肪变薄；阴道黏膜萎缩变薄，皱壁变平，弹性减退，性交时疼痛，易发生老年性阴道炎；子宫、宫颈、卵巢萎缩；盆底松弛，易发生子宫脱垂，阴道前后壁膨出；乳腺萎缩，下垂；尿道缩短，黏膜变薄，括约肌松弛，常发生尿失禁；膀胱黏膜变薄，易发生反复发作的膀胱炎。

（5）心血管疾病和血脂变化：由于雌激素下降，导致血脂紊乱，主要变化是血胆固醇、低密度脂蛋白胆固醇和甘油三酯升高，高密度脂蛋白胆固醇下降，易诱发动脉粥样硬化，冠心病发病率和死亡率明显增高。

（6）骨质疏松：与雌激素下降有关。雌激素可以促进降钙素的分泌，降钙素可以抑制骨质吸收，对骨骼有保护作用，更年期雌激素水平下降导致降钙素分泌不

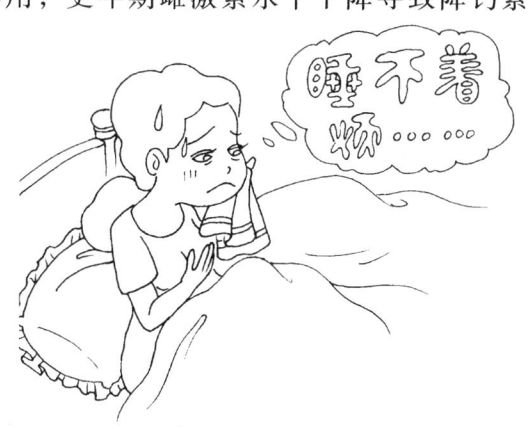

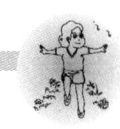

足，骨质吸收大于骨质生成，导致骨质疏松；另外，甲状旁腺素可以刺激骨质吸收，绝经后甲状旁腺功能亢进，或由于雌激素不足使骨骼对甲状旁腺素的敏感性增强，导致骨质吸收增加而形成骨质疏松。骨质疏松主要是指骨小梁减少，可引起骨骼压缩使体格变小，严重者可以导致骨折，桡骨远端、股骨颈、椎体等部位易发生骨折。

6. 绝经前后为什么会发生月经紊乱？

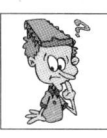

健康妇女在生育年龄，卵巢、子宫进行着周期性的变化。卵巢的主要活动为卵泡发育、成熟、排卵和性激素的分泌，称为排卵周期。随着卵巢周期性性激素的变化，子宫内膜也出现周期性变化。月经就是随子宫内膜周期性变化而出现的，有规律的、周期性的子宫出血。随着更年期的到来，卵巢功能趋于衰退，卵巢中的卵子明显减少，甚至耗竭，雌激素水平逐渐下降，失去了性激素对下丘脑及垂体的正反馈作用，缺乏黄体生成素（LH）峰值；雌激素水平的降低，对垂体的负反馈减弱，造成高促性腺激素水平状态，但老化的卵泡对促性腺激素的刺激不敏感，又缺乏LH中期峰值，卵泡发育不成熟，排卵障碍，所以更年期女性多为无排卵性月经。无排卵性月经周期中，卵巢不能正常产生孕激素，雌激素水平随卵泡的发育情况而上下波动，

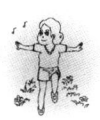

子宫内膜受到无孕激素拮抗的单一雌激素的持久刺激，子宫内膜增生过长。若有一批卵泡闭锁，雌激素水平突然下降，会出现雌激素撤退性出血。若雌激素水平较低，但维持阈值水平，可发生间断而少量出血，内膜修复慢，出血延长。若雌激素维持在较高水平，则引起长时间闭经。由于缺乏孕激素，内膜厚且不牢固，易发生突破性出血，血量大。内膜中血管不发生阶段性收缩和松弛，子宫内膜脱落不同步，一处修复，另一处又破裂出血，螺旋小动脉的螺形收缩不力，造成流血时间长，流血量多且不易自止。此外，多处组织破损激活纤溶系统，血凝块不易形成，进一步加重出血。上述病理生理学的改变导致绝经前月经周期紊乱，经期长短不一，出血量时多时少，甚至大出血；有时停经数周，数月，突然发生不规则出血，量较多，不易止血，有时一开始即为阴道不规则出血，出血期一般无下腹疼痛及其他不适。

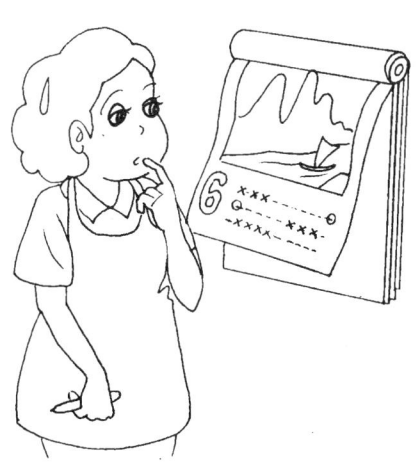

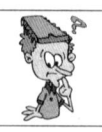

7. 妇女更年期发生月经紊乱的特点有哪些？应如何对待？

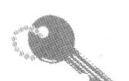更年期发生的月经紊乱是完全无周期规律的子宫出血，多为无排卵型子宫出血即无排卵型功血。在更年期早期，可表现为规律的排卵月经周期中间发生不规律的无排卵月经周期，由于黄体功能不足，子宫内膜表现为增生或增生与分泌的混合型。更年晚期或近绝经期有排卵周期几乎完全消失，此时的子宫出血均为无排卵，单一雌激素刺激撤退后引起的子宫出血。在单一雌激素刺激下，无孕激素的拮抗，不能形成有规律的排卵，子宫内膜受雌激素的刺激程度不同，增生的厚度不一样，且增生与坏死不同步，所以出血不规律，出血量时多时少，经期与间隔时长时短。若雌激素水平维持在较高水平，子宫内膜不发生坏死与出血表现为闭经，闭经时间可达数月甚至一年。由于缺乏孕激素，内膜不牢固，子宫内膜厚，易发生突破性大出血，血量大，出血时间长，加上内膜中螺旋小动脉收缩不良，出血不易自止；若雌激素维持在较低水平，子宫内膜不易修复，内膜坏死与脱

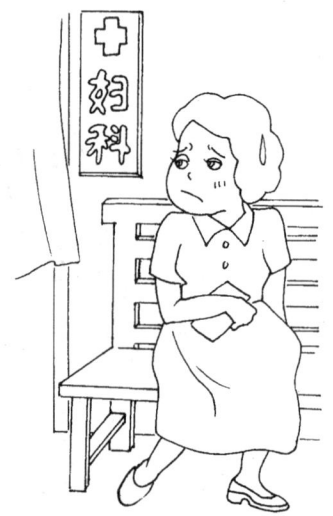

落不同步，可以发生少量，长期的不规则出血，加上纤溶系统活跃，血凝块不易形成，进一步加重出血。发生上述月经紊乱后应及时就诊，详细向医生叙述病史，配合全面的体检及妇科检查，排除全身系统性疾病，盆腔局部病变及妊娠、药物作用。此外，还要进一步通过阴道涂片，子宫颈粘液结晶，基础体温测定，内分泌检查等了解卵巢功能及排卵情况，明确下丘脑-垂体-性腺轴的失调情况，最可靠的诊断还是子宫内膜诊刮后的病理学检查，一经确诊更年期功血后应迅速止血，纠正贫血，改善一般情况，抑制子宫内膜增生过长，诱导绝经，防止癌变。

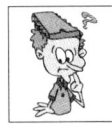

8.人工绝经的妇女也有更年期的变化吗？

两侧卵巢经手术切除（同时切除或不切除子宫），或受放射线毁坏，或化疗等导致卵巢无功能，雌、孕激素水平下降，雌激素减少到不足以引起子宫内膜增生时发生闭经，卵泡生成素与黄体生成素水平上升，且比例失调，不能维持正常的内分泌调节，最终会导致绝经，即人工绝经。由于人工绝经的妇女会发生卵巢功能的衰竭，雌、孕激素的下降，性腺轴内分泌调节的紊乱，与自然绝经过程是相同的。更年期的变化与卵巢功能的衰竭密切相关，所以无论人工绝经的妇女还是自然绝经的妇女都会出现更年期的变化。

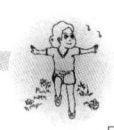

9. 从来没有月经的妇女有更年期吗？

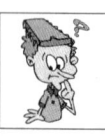

从来没有月经的妇女不一定没有更年期。因为女性更年期是由于卵巢内分泌功能衰退，雌激素水平下降引起的一系列躯体和精神症状。所以只要有正常功能的卵巢，一般都会出现更年期症状。可能有的人更年期症状较轻，机体的调节和适应能力较强，因而对生活与工作无明显的影响，自觉无更年期症状。

没有月经的原因多种多样。从来没有月经来潮称为原发闭经，以往曾有月经周期，但以后由于某种病理性原因而月经停止达6个月以上的称为继发性闭经。原发性闭经的原因也有多种，其中一种为卵巢功能正常，有着周期性的内分泌活动，子宫内膜也随着卵巢周期性的内分泌活动而出现月经，但由于下生殖道的某部分，如子宫颈、阴道或处女膜有先天性缺陷或后天性损伤，经血流出的通道出现闭锁，导致经血不能外流，所以表面上是无月经来潮，实质上是经血没有出路。长期发展，经血会瘀积在阴道和子宫腔内，或者向上逆流引入输卵管，甚至通过输卵管引入腹腔。这种情况可能会出现周期性腹痛，但没有经血流出。发现这种情况可以将处女膜切开或将闭锁的阴道及子宫颈口打开，与子宫腔相通，经血就可以流出，闭经即可以治愈。这类闭经的患者虽然无月经来潮，但由于具有正常功能的卵巢，并受着卵巢激素的影响，所以当卵巢的功能出现衰退时可以

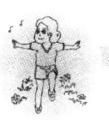

出现更年期的症状。

另一种情况是如果子宫缺乏或子宫内膜对卵巢的内分泌激素不起反应，或者由于多次刮宫损伤了全部的子宫内膜或由于子宫内膜炎症而导致严重粘连而失去了有功能的子宫内膜，即便卵巢的功能正常，但缺乏子宫内膜或缺乏对性激素发生反应的有功能的子宫内膜，所以也没有月经来潮。这种情况下，卵巢产生的性激素仍然对其他靶器官发生影响，所以卵巢功能下降时，也会发生由于性激素主要是雌激素的降低而引起的更年期症状，只是没有月经的变化及绝经的标志，而只有绝经前期和绝经后期的表现。

还有一种情况是由于卵巢没有发育，不能分泌性激素或不能形成正常的下丘脑-垂体-卵巢调节轴，所以没有月经和绝经，没有更年期内分泌的紊乱，也没有更年期综合征。

因此，有无更年期不能单凭是否有月经来潮而下定论，所以无月经来潮的妇女不一定无更年期，有无更年期的关键为是否有正常功能的卵巢。

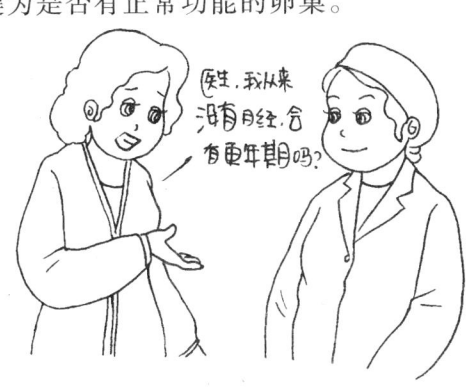

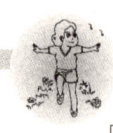

10. 更年期综合征是怎么回事?

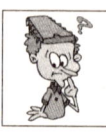

女性进入更年期后由于卵巢逐渐萎缩,排卵功能衰竭,卵泡产生的雌激素水平低落,导致垂体产生的促性腺激素的长期升高,雌激素的反馈调节减弱,使身体自主神经系统从长期处于生育期的调节平衡状态进入平衡失调的高促性腺激素状态,不易很快适应。这个过渡时期大部分女性被一系列或轻或重的症状所困惑,大约30%的女性能通过自我调节达到新的平衡而无自觉症状,约70%的女性在上述内分泌紊乱的基础上,加上家庭和社会环境的变化及个性特点与精神影响引起一系列症状,如植物神经功能紊乱引起潮热,皮肤蚁走感,多汗,头晕,痉挛,血压不稳定,心悸与性欲减退或增强;由于代谢紊乱肌肉关节酸痛,肥胖,血脂增高,关节炎,骨质丢失过多,骨质疏松,易发生骨折;随着雌激素水平降低,皮肤失去弹性,出现皱纹与黑斑,生殖器萎缩,月经紊乱及闭经,易发生阴道炎,尿失禁,尿频,子宫脱垂;大脑皮层功能紊乱,神经递质发生改变引起精神、神经症状,喜怒无常,激动易怒,

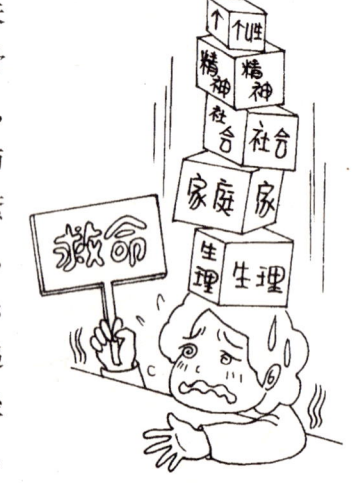

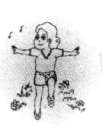

抑郁多疑，不能自我控制等。影响了正常的工作与生活的上述症状即为更年期综合征。更年期综合征是一个包括了全身各个系统，各个器官逐渐由生理状态发展到病理状态的演变过程。这期间有很多与年龄相关的疾病同时发生。社会经济问题、家庭问题造成的精神反应参与其中，使更年期综合征成为生理、心理及社会因素综合作用的结果。

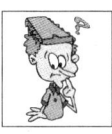 **11. 妇女一般在什么年龄绝经？影响绝经的因素有哪些？**

 一般自然绝经的年龄是45~55岁之间。我国妇女的平均绝经年龄为49.5岁。影响绝经年龄的因素主要有以下几种：

（1）初潮年龄：即第一次月经来潮的年龄。如果初潮年龄早，绝经年龄就晚。不过有人认为初潮年龄不影响绝经年龄。

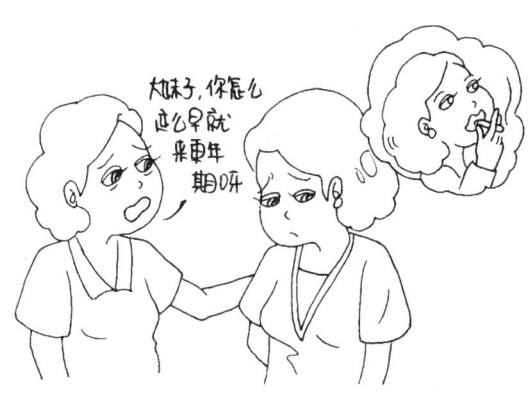

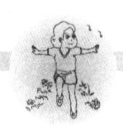

（2）月经情况及孕产情况。如果平素月经量多或用过甾体避孕药，或多次妊娠，可能使绝经年龄推迟。

（3）吸烟：吸烟可以导致早绝经，有研究报道吸烟妇女的平均绝经年龄为47.6岁，不吸烟妇女的绝经年龄为49.4岁。

（4）生活条件和营养状况：生活水平高，营养条件好可以导致月经来潮早，绝经年龄晚。生活中的重大意外事件可以导致早绝经。

（5）种族与遗传：白色种族的绝经年龄可能比其他种族晚。子代的绝经年龄与母亲的绝经年龄有一定的遗传关系。

12. 为什么要等到月经一年不来潮才定为绝经？

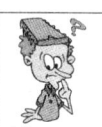

绝经是更年期的明确标志，但它只是更年期中的一个里程碑，并不包括更年期的全部过程。绝经前卵巢开始逐渐萎缩，功能逐渐衰退，大约为2~8年，称为绝经前期。绝经前期不同的人长短不一，原因不清楚。表现也不同，多数妇女先经历一段或长或短的月经紊乱时期，有的周期延长，经量减少；有的周期缩短，行经天数增加；较多见的是月经暂停2~3个月或半年，然后突然又来潮1~2次，或者持续出血10余天以致一个月以上，且可在点滴出血之间反复大出血几天。总之，绝经前期可能以多种方式出现。但如果连续

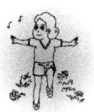

一年不出现月经，一般可以认为卵泡已失去对垂体所分泌的大量促卵泡素起反应的能力，一般不会再出现出血了。许多研究表明，绝经前期的长短受很多因素如遗传、工作性质、营养情况及一般健康等的制约或这些因素的综合作用的结果。但对每个人来说，哪种绝经类型和方式，什么原因造成，都没有规律可循，只能等到一年不来月经，才能认为卵巢功能已衰竭到无论多大的刺激也不能引起明显反应，此时已进入绝经期了。除外由于某些疾病的影响，或使用了雌激素药物的替代治疗，直接作用于子宫内膜引起增生，否则停经一年后再次出现子宫出血应做详细周密的检查，以便及时发现子宫或卵巢的恶性病变。所以将闭经一年定为绝经期的期限是根据大量的调查分析得出的结论，是符合女性性腺的改变过程的。

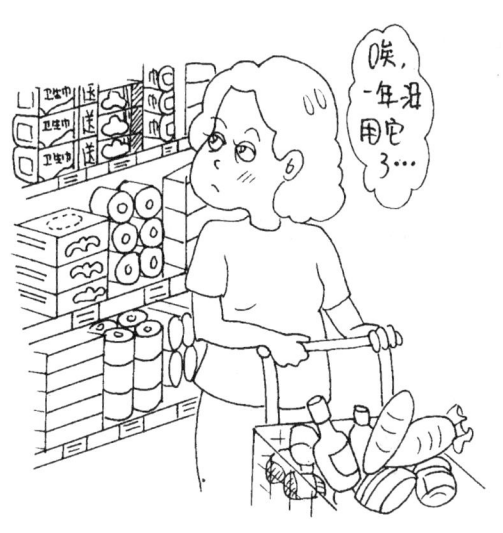

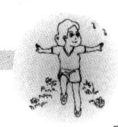

13. 为什么有的妇女不到35岁就出现绝经？

卵巢的平均有效功能时间大约为30年，不到35岁就发生绝经的妇女，除了是由于手术切除卵巢或放射治疗、化学治疗导致的绝经外，都称为病理性绝经或闭经。造成病理性闭经的原因多种多样。主要有以下几种：

（1）全身性疾病：如严重营养不良、贫血、结核病、性染色体异常等可以导致提早绝经，一般及时治疗是可以恢复月经的，如果延误治疗会成为永久性闭经。

（2）精神因素：精神创伤或环境变化等因素都可以使机体处于紧张的应急状态，如过分劳累、紧张、恐惧、忧伤等，使神经系统功能失调，扰乱中枢神经与下丘脑功能，影响下丘脑-垂体-卵巢轴的内分泌调节，使排卵功能障碍，卵泡发育受阻而闭经。

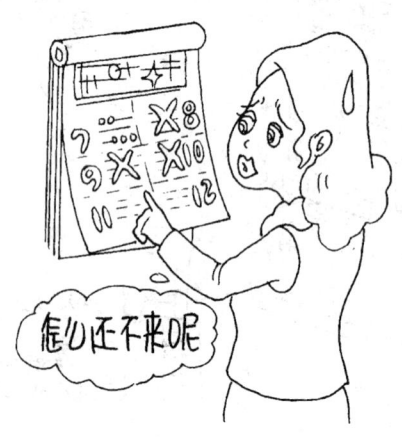

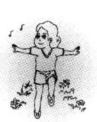

（3）垂体梗死或垂体肿瘤：由于产后大出血引起的低血容量性休克，休克引起下丘脑和垂体的供血不足、缺氧，若严重缺血超过两小时，则垂体功能减退，不能恢复正常功能，促性腺激素分泌减少，就会出现闭经等一系列病理症状，称为席汉病；位于蝶鞍内的垂体前叶各种腺细胞可以发生不同种类的垂体腺瘤，可以破坏或压迫垂体前叶坏死，功能缺失导致闭经或由于肿瘤组织所分泌的激素抑制促性腺激素释放激素而引起闭经。

（4）卵巢功能不全或卵巢肿瘤：常常发生月经初次来潮较迟，月经周期长，月经稀发，月经过少和早绝经，甚至原发性闭经。卵巢内无卵母细胞或虽有原始细胞，但对促性腺激素无反应，卵泡闭锁而发生早绝经。可能由于自身免疫性疾病所致，患者血内可以检测出抗卵巢和抗促性腺激素的自身抗体。卵巢功能性肿瘤，例如产生雄激素的睾丸母细胞瘤、卵巢门细胞瘤等，由于过量的雄激素抑制下丘脑-垂体-卵巢轴的功能而发生闭经或因卵巢肿瘤的治疗中由于放射治疗而损伤卵巢组织而导致闭经。

（5）肾上腺皮质失调：由于肾上腺皮质增生或肿瘤，使雄激素分泌增多，抑制了卵巢功能，导致雌激素水平下降。或肾上腺皮质受到严重破坏，如结核所致的阿狄森病，也会影响卵巢的功能而导致闭经。

（6）甲状腺功能失调：甲状腺功能亢进或减退都可以改变促性腺激素的反应能力，加上全身代谢状态的改变，进一步加重了月经的紊乱，导致暂时性的月经闭止。

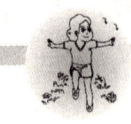

除了先天性原因以外，继发性闭经多数可以通过治疗原发性疾病而改善状况，恢复月经。

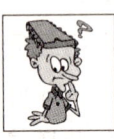

14. 男性有更年期吗？

男性有更年期，男性更年期是指男子因性甾体激素逐渐减少而引发的一系列躯体和心理现象。估计在 60 岁以上的男子中有 5% 患者有更年期综合征。男性表现为性功能明显减退，男性睾丸的生精能力虽然从中老年期就开始逐步减退，但过了 90 岁后仍能生成活动精子，所以男性生殖生理的衰退变化比女性来得更迟，且变化更为缓慢。所以男性的更年期没有明显的年龄界限和明确的特征性症状。可以理解为男性更年期是在 40~50 岁以后出现的性腺功能由盛而衰的转变过程，同时伴有的一系列神经内分泌功能改变而引起的血管运动性、精神情绪性和代谢-内分泌性症状和体征。

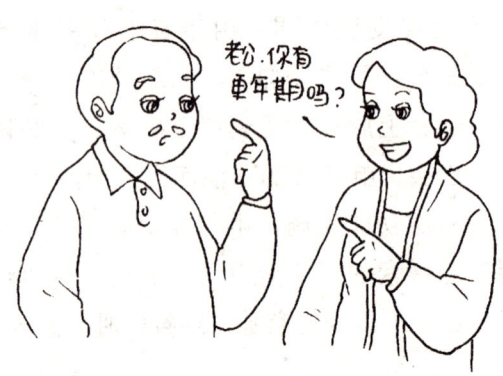

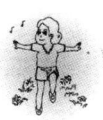

男性更年期的主要常见症状有以下几方面：① 生理改变症状如失眠、食欲不振、关节痛等；② 血管调节失常症状如发热、易出汗、急躁、头晕、心悸等；③ 精神与心理症状如神经过敏、健忘、注意力不集中、抑郁或压抑等；④ 性功能减退如性欲低下、阳痿等。更年期因人而异，有的人对此并无察觉，多能平稳渡过。有的人则因为机体的调节，平衡和适应能力较差，症状显著。一般不需要特殊治疗，但约 30%~50% 的更年期男子症状严重影响日常生活和工作，可以给予雄激素替代治疗，但雄激素治疗有一定的副作用，所以一定要在详细检查排除激素使用禁忌证并有随诊的条件下进行。

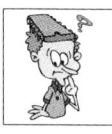

15. 妇女更年期性心理有哪些变化？

妇女进入更年期后由于年龄和内分泌的变化，性心理会发生一些变化，主要有以下几方面的改变：

（1）性压抑：受社会因素影响及对性生活的错误理解而造成。社会因素主要反映为传统观念，传统观念将生殖和性行为视为一体，认为妇女绝经后年老体衰，不会生儿育女，不会再有性生活，并认为已是做爷爷和奶奶的人了，如果再有性生活会有损长辈的尊严与形象。另外，由于对性生活的认识不足，受传统思想影响认为性生活会减

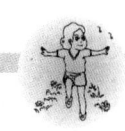

寿，为了保持身体健康，必须节欲或禁欲。因此会有意识地压抑自己的性要求与性生活，长期禁欲可以造成性冷淡。久而久之可造成心理性及功能废用性衰退。

（2）性厌烦甚至性恐惧：是由于更年期雌激素的减少及身体各个器官的退行性改变，生殖器官萎缩，出现性交不适，性交疼痛等，加上易发的阴道炎及泌尿系统感染等，更加重了上述的不适感与性交痛苦，同时身体各个系统也失去了性刺激所带来的活力及积极影响，因此会产生性厌烦，甚至恐惧的心理。妇女的性心理受到自身心理状态的影响，受经济状况，文化水平，职业等多种因素的影响，经济条件好，文化层次高的人，易于接受科学的性观念，适当掌握老年性生活，性心理状态良好；经济条件差，文化水平和职业层次偏低者，则容易受到传统习俗的影响，压抑正常的性生活。

更年期妇女应做到在不影响自身疾病治疗及恢复，并保持健康不受损害的条件下，安排合理的适应个人的性生活，科学、合理、适度的性生活对更年期妇女的健康有积极作用，可以减缓身体的衰老，提高自信心与生活能力。

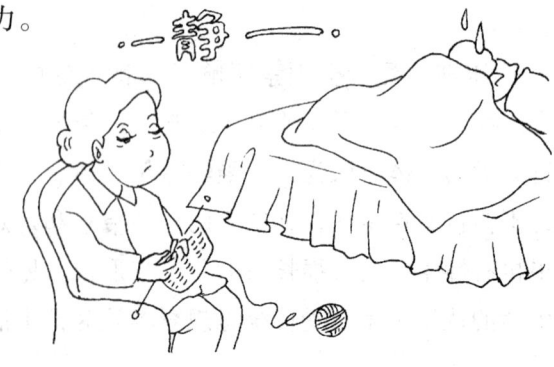

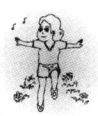

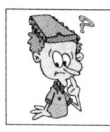

16. 更年期男、女性功能有哪些变化？

更年期的主要表现为生育能力和性活动的下降，性器官进行性萎缩和逐渐衰老以及伴随出现的其他器官的变化。女性生殖器官的萎缩可导致性生活不适或疼痛及性生活后反复发作的泌尿生殖系统的感染，可明显抑制性欲。更年期易患的各种慢性疾病及服用的药物也可以降低性欲。另外，传统习俗及社会因素的影响，认为进入更年期或老年期再有性生活有碍健康或有失尊严，使得更年期妇女出现性欲低下、触觉障碍，阴道干燥，性交困难，疼痛，继发性性高潮障碍等不同程度的性功能下降及障碍。更年期男性由于生殖器官萎缩，雄激素下降，各种慢性病的困扰及心理因素的影响会出现性欲低下、阳痿等性功能下降及障碍的变化。出现上述变化不要惊慌，也不应任其发展，应在医生的指导下，纠正错误的性心理，积极治疗各种慢性病，夫妻之间相互配合，坚持合理而有规律的性生活，必要时给予药物治疗。合理、适当的性生活可以增进夫妻感情，延缓衰老，提高生活质量，有益于身心健康。

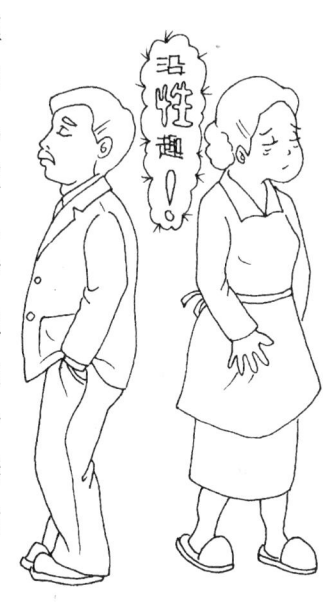

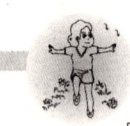

17. 更年期妇女会出现哪些不良的心理状态？

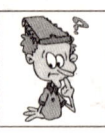
妇女进入更年期后由于性激素的变化会引起全身各个系统的改变，由于对这些变化的不适应，部分妇女易产生一些自主神经功能失调和心理活动的障碍，产生悲观、忧郁、烦躁不安、失眠和神经质等不良的心理状态。

（1）悲观心理：对更年期的生理变化认识不清，缺乏对更年期的正确认识，对接踵而来的更年期的各种症状没有心理准备，认为自己百病缠身，病入膏肓，顾虑重重，害怕衰老，担心记忆力减退，情绪低落，悲观失望。

（2）焦虑心理：由于身体的不适而产生的不安、焦虑，情绪波动，易激惹，常常陷入一种惶惶不安，不知所措，焦急混乱的情绪之中，这种焦虑的心理会导致或加重睡眠障碍，睡眠障碍反过来又会加重焦虑的症状，造成恶性循环。

（3）个性与行为的神经质表现：如多疑、自私、容易急躁，情绪起伏大，有时情绪高涨，有时情绪低落，有时兴奋，有时伤感，与人交往常出现障碍。

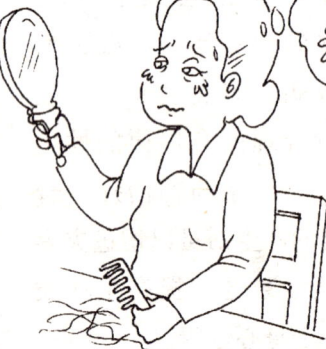

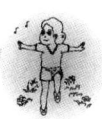

18. 更年期可能会出现哪些精神神经症状？

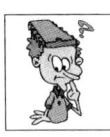

更年期的妇女常出现一些异常的精神神经症状，主要有下列表现：情绪不稳定、脾气急躁而不能控制、焦虑、失眠、固执、注意力不集中、肢体沉重、麻木、疲乏、头疼、头晕、精神衰弱、抑郁、多疑、悲观等精神神经症状，严重者类似精神病的表现。由于上述的精神神经症状使患者与周围的人甚至家人不易相处，易发生矛盾，自身也感到悲伤、苦恼与孤独。这些症状不是每个更年期妇女都会发生的，也不是同时发生在同一个人身上，有的不是更年期所特有，而是与老龄的关系更密切。精神神经症状的发生与内分泌功能的衰退，神经递质的改变，生活及精神因素的改变，遗传等多种因素有关，也与个体的性格、体质、文化层次、社会地位、职业、情绪及心理平衡状态有关，家庭中的突发事件，如亲人死亡、离婚、退休、子女离家等都可以加重症状。对这些患者应采用精神支持疗法，使其保持积极乐观的生活态度，必要时用雌激素和对症治疗可以缓解症状。

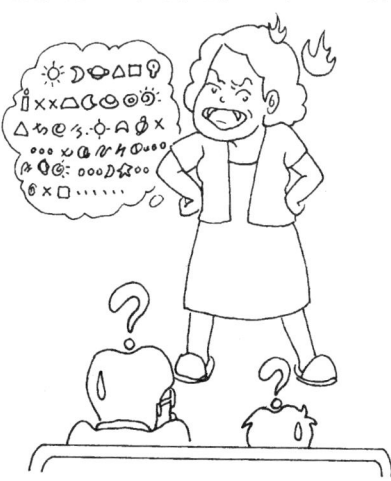

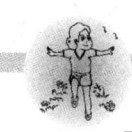

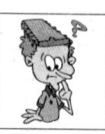

19. 更年期出现的精神神经症状与精神病有区别吗?

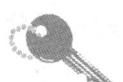

更年期出现的精神神经症状与精神病是有区别的。更年期的精神神经症状是发生在更年期阶段，由于内分泌紊乱、精神活动物质改变所致的精神障碍，具有更年期人格的基础，以往无精神病史，可排除脑或躯体疾病。这种精神神经症状是一种暂时的神经系统功能失调，是发生在由壮年过渡到老年这一年龄阶段，具有一定临床特征的一组神经障碍，以情感忧郁、焦虑和紧张为主，可有某些妄想和幻觉，伴有躯体不适与植物神经功能紊乱症状，以及性腺功能减退、内分泌紊乱和衰老表现，一般无智力障碍，人格保持完好。所以更年期的精神神经症状与精神病是完全不同的。但是，更年期的妇女在上述更年期精神神经症状的

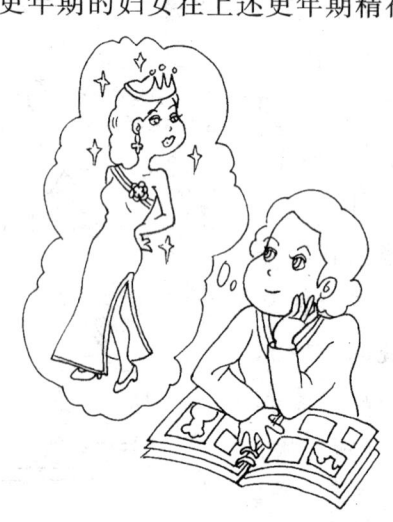

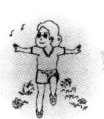

基础上是可以发生精神病的，因此应该高度重视更年期妇女的异常精神心理现象，细心观察症状的演变过程，严重者应请精神病专家协助，详细全面的检查。一方面积极采取相应的精神治疗与躯体治疗，如精神安慰治疗，激素替代治疗等，另一方面，更年期应保持乐观和克制情绪，以实事求是的健康心理对待一切事情，安排好工作与生活，不过多地考虑自身的症状，把思想和情趣集中于有意义的工作与生活之中，是可以克服更年期精神神经症状，顺利度过更年期的。

20. 更年期忧郁症的临床表现有哪些？如何求治？

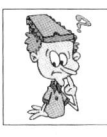

更年期忧郁症又称为退行期忧郁症。一般起病缓慢，更年期首次发病，早期多有更年期综合征或头痛、头昏、乏力、失眠、多梦、近期记忆力减退等神经衰弱症状，随着病情的发展，出现以忧郁，明显的焦躁不安或激动等情绪障碍为主要表现的临床症状，但无脑器质性改变的征象，无明显的思维和运动的抑制。病人常用悲观消极的心情回忆往事，对比将来，忧虑将来，情绪低落，忧心忡忡，认为自己精力衰退，力不从心，悲观失望。总是过分夸张或无中生有地责备自己给他人增加了麻烦，变成亲人的包袱而追悔莫及，度日如年，严重者消极悲观，有自杀企图或行为。毫无根据的担心自己或家人将会遇到不幸而紧张恐惧，焦急

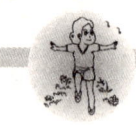

地等待大祸临头。病人常出现徘徊不定，坐卧不安，长吁短叹等焦虑状态。在抑郁和焦虑的基础上常有罪恶妄想，虚无妄想，疑病妄想，偶有听幻觉，迫害妄想，有的患者出现非真实体验，觉得自己与周围人隔着"一层膜"，好象是两个世界一样，深感痛苦，往往采取意想不到的方式自伤或自杀，一旦发生自杀行为很突然，患者智力良好，一般无意识障碍。更年期忧郁症的治疗应根据病人的具体情况采取相应的精神治疗和躯体治疗。精神治疗是耐心听取病人的叙述后，有针对性的解释，消除顾虑，指导病人正确认识可能的致病因素和发病的关系等，此外，松弛训练，自我分析和系统分析等精神治疗方法，均有利于症状的缓解。躯体治疗包括激素替代疗法及对症治疗，如抗抑郁和抗焦虑药物治疗抑郁状态，抗精神病药治疗偏执状态，胰岛素低血糖治疗对更年期抑郁状态有一定疗效等。此外，良好的护理和精神障碍的特殊护理有重要意义。

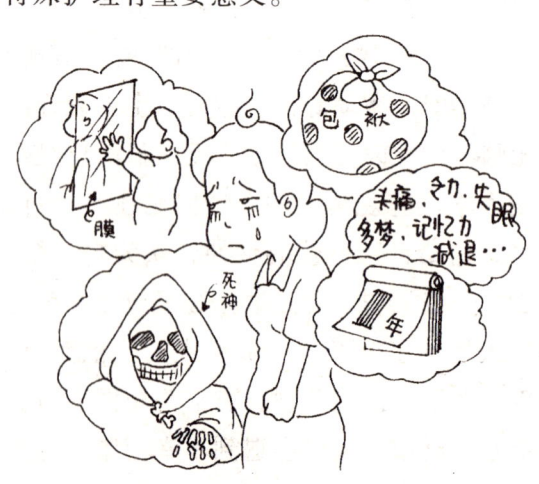

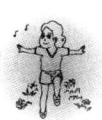

21. 什么是更年期偏执状态，应如何对待？

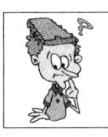

更年期偏执状态又称更年期妄想症。起病缓慢，病程较长。个别患者在精神创伤后畸形起病。早期多有类似神经衰弱表现的前驱症状，女性患者的前驱症状多为躯体症状；男性患者的症状多为情感障碍，男性或女性患者都有失眠症状。病程中常伴有更年期综合征的表现。另外，男性患者可以出现道德观念消弱，行为不检点；女性患者有激惹性增高，易冲动等。

病情发展则出现以妄想为主要症状，以妒嫉、被害等妄想更为显著。患者敏感多疑，注意观察周围人的态度和神色，怀疑别人看不起自己，领导不信任自己，邻里窥视或栽赃自己等。随着性功能的衰退，产生对性行为的厌恶感，对配偶的忠贞不信任，怀疑配偶另有新欢或外遇。患者常常警惕地观察周围的一切，对妄想内容守口如瓶，不轻易暴露。妄想内容固定，系统化，但不完整，有一定的逻辑性，接近现实，多为比较熟悉的人。并且常常出现与妄想内容密切相关的的幻觉，多为听幻觉和触幻觉，在幻觉和妄想的影响下，情绪不稳定，易激惹、紧张、恐惧、焦虑等。患者常常有与妄想内容一致的的行为，例如害怕被毒死而拒绝饮食，怀疑配偶不忠而跟踪监视配偶的行踪，在妄想与幻觉的影响下发生冲动，自杀或自伤等行为。由于过分注重与妄想

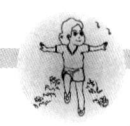

有关的事物而对周围的事物漠不关心,但通常无联想障碍,智力良好,人格保持完整。

治疗时应考虑患者的具体情况,如患者的年龄,环境条件,生活状况,自我控制能力,智力水平,个性特点等因素,采取相应的精神治疗和躯体治疗。

(1)精神治疗:在耐心听取患者的叙述后,有针对性地加以解释,使患者了解症状的意义,疾病的本质和预后良好,一但消除顾虑,指导与帮助患者正确认识可能的致病因素与发病的关系等,可取得较好的效果。此外,松弛训练,自我分析和系统分析等精神治疗有利于症状的缓解。

(2)躯体治疗,激素替代治疗可以缓解与控制病情的发展,另外可以选用抗精神病药物治疗,但剂量不宜过大,加药速度应缓慢。常用药物有舒必利每日300~700mg,奋乃静每日20~40mg,氯丙嗪每日100~300mg。也可用氟哌啶醇,但应注意锥体外系不良反应和心血管系统不良反应。胰岛素低血糖治疗对更年期抑郁状态疗效较佳。电抽搐治疗虽有较好的疗效,但应严格掌握适应证和禁忌证。

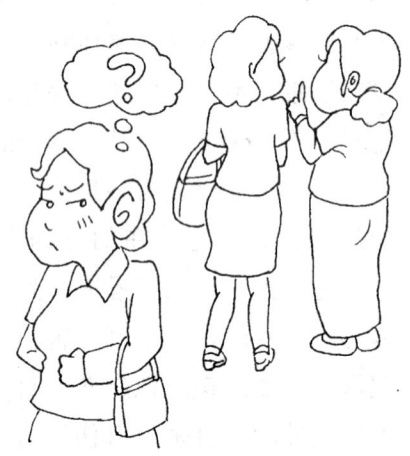

(3)良好的基础护理及精神障碍的特殊护理有重要意义。应提高

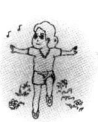

警惕,加强护理,严防自杀、自伤、伤人与出走等的发生。拒食者应加强饮食护理,保证营养和水分充足。

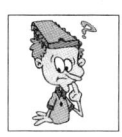
22. 为什么会出现潮热、多汗症状?

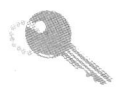
潮热、多汗症状发生于更年期雌激素水平下降期间,在原发性无卵巢功能的人中不会发生,说明妇女必须曾具有正常雌激素水平,然后才会出现更年期的潮热、多汗症状。长期的研究表明,潮热、多汗是与更年期的内分泌紊乱密切相关的,由于更年期雌激素水平的下降,缺乏对下丘脑及垂体的负反馈,促使下丘脑和垂体功能增加,促性腺激素水平分泌增加,下丘脑血管运动中枢不稳定,中枢神经系统靶组织中前列腺素及儿茶酚胺的释放增加,距离下丘脑很近的体温

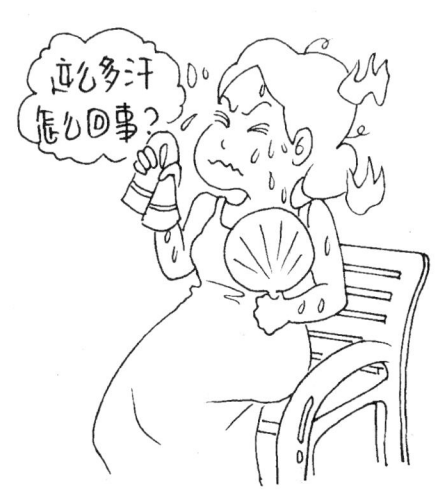

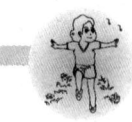

调节中枢出现急剧的间隙性变化,血管舒缩异常,主动散热;同时垂体脉冲式的促卵泡生成素与黄体生成素的释放,导致周围血管紧张度不平衡,失调,局部血流加速,血管扩张,出现潮红、多汗症状,这些与外界温度变化引起的平衡体温的散热过程不完全相同。上述症状在使用雌激素治疗期间可以得到有效的控制和缓解,当卵巢功能完全衰竭,雌激素水平下降到极微量或零时,下丘脑的活动处于平衡状态,潮热、出汗症状随之消失。因此,潮热、多汗症状的发生与卵巢的功能衰竭的速度、状态及下丘脑的平衡稳定状态密切相关。进入更年期的妇女应及时适当的应用激素替代疗法,防止或控制潮热、多汗等更年期综合征的发生。

23. 妇女出现心悸,胸前区闷压感,是不是冠心病?

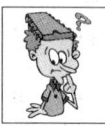

妇女出现心悸,胸前区闷压感,不能诊为冠心病。首先应进行全面的体格检查,并结合患者的年龄,生理特点,有无器质性心血管病变进行鉴别诊断。心悸是心脏收缩的频率每分钟增加到100~140次,又称心律失常,是由于心脏的窦房结受刺激引起的。生理范围内,健康人体力劳动或情绪激动时都可以发生窦性心动过速。妊娠妇女因心脏负担的增加,也可发生窦性心动过速,即心悸。如果没有心血管病变,这些都属于功能性的变化。心悸时会感觉心慌,气促及胸

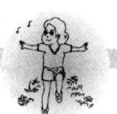

前闷压感。另外植物神经功能紊乱的人更容易发生上述症状，同时还伴有其他如头疼，失眠等神经紊乱症状。45~50岁左右的妇女由于卵巢的老化，萎缩，功能逐渐衰退，体内性激素环境发生变化，雌激素水平下降，垂体促性腺激素增多，生理状态下的神经-内分泌调节受到干扰，失去正常的平衡状态，大脑皮层抑制功能较差，易于出现不同程度的植物神经功能紊乱。表现为心血管功能失调症状群，可以出现类似冠心病症状，如心悸、心前区闷压不适、疼痛、心律不齐、早搏、心电图出现改变的T波，但体格检查无器质性心血管病的其他证据，所以更年期妇女"心绞痛"样发作，又称为"假性心绞痛"。它的发作与体力、活动或其他耗氧增加活动无关，含服硝酸甘油不能缓解，伴随的其他系统的多样性异常感觉具有转移性，而冠心病心绞痛是稳定型，

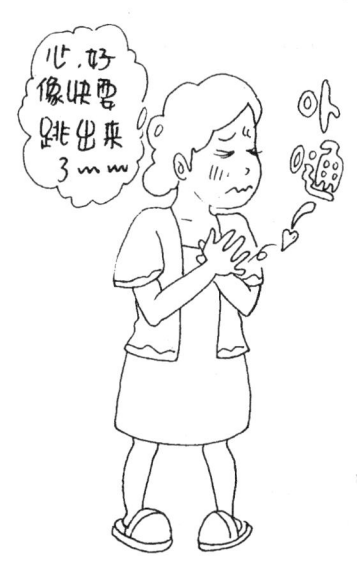

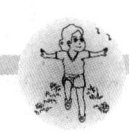

发作典型,常因体力劳动、情绪激动等使心脏发生暂时性缺血而发作,含服硝酸甘油可以缓解。更年期患者不但有心血管症状,还常常伴有更年期综合征的其他表现,如消化功能障碍、头痛、头晕、失眠、潮热、多汗、月经紊乱、骨质疏松等。当然,某些更年期患者可合并有冠心病,心绞疼或心律失常,同时具有更年期综合征的其他特点。所以出现心悸,胸前区闷压感后,不应该单凭几种症状而做出冠心病的诊断,应在全面而详细地回顾病史,体格检查,必要时内分泌检查,综合分析,明确诊断并及时治疗。

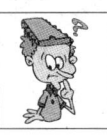 24. 血脂升高,心电图异常,一定是冠心病吗?

 出现血脂升高,心电图异常,不一定是冠心病。冠心病是由于冠状动脉发生粥样硬化,管腔逐渐狭窄或闭塞,导致心肌缺血、缺氧的一种心脏病。妇女随着进入更年期,卵巢功能逐渐衰竭,雌激素水平下降,随着内分泌功能的紊乱,脂类代谢也发生紊乱,绝经后的女性血浆胆固醇、甘油三酯、低密度脂蛋白、极低密度脂蛋白均增高,呈现出血脂升高的状态;另一方面更年期的妇女由于雌激素水平的降低,垂体分泌促性腺激素增多,生理状态下的神经-内分泌调节受到干扰,失去正常的平衡状态,大脑皮层抑制功能较差,易于出现植物神经功能障碍。表现为心血管功能失

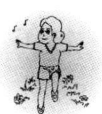

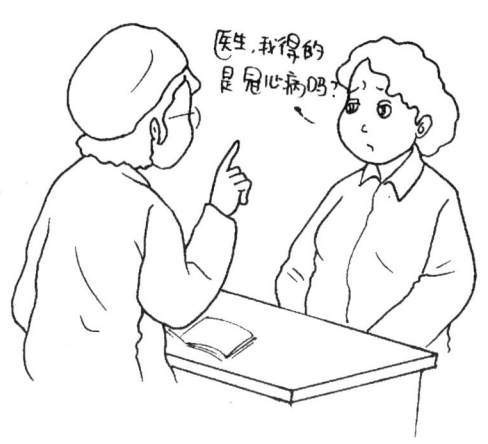

调,出现心悸,心前区或整个胸部不适,疼痛或痉挛样收缩感,闷压感,沉闷感等类似心绞痛样发作,心动过速或过缓,早搏等证候,心电图可出现ST段、T波暂时性改变,但体格检查无特异性体征,且服硝酸甘油不能缓解症状,并伴有更年期综合征的其他表现。所以出现上述症状不一定是冠心病,必须根据患者年龄,内分泌状态及伴随症状考虑,有可能是更年期综合征的一种表现。

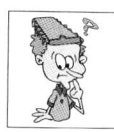

25. 妇女更年期为何易患心血管疾病?

妇女更年期易患心血管疾病的原因是多方面的,可能与雌激素水平下降,失去雌激素对心脏的保护作用,使动脉粥样硬化的危险性增加有关。另外,与糖代谢、脂代谢及凝血因子的改变等有关。

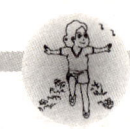

更年期保健

（1）雌激素的降低失去了对心脏的保护作用。低密度脂蛋白是血浆脂蛋白中首要的致动脉粥样硬化的蛋白，粥样硬化斑中的胆固醇来自血循环中的低密度脂蛋白，经过氧化或其他化学修饰后的低密度脂蛋白更具有致动脉粥样硬化的作用，是冠心病的主要危险因素。高密度脂蛋白是抗动脉粥样硬化的脂蛋白，是防止冠心病的保护因子，它的作用是将周围组织包括动脉壁内的胆固醇运到肝脏进行代谢，还有抗低密度脂蛋白氧化及促进损伤的内皮修复的作用。雌激素可以降低低密度脂蛋白及胆固醇，并升高高密度脂蛋白，而起到对心脏的保护作用。此外，雌激素还可以通过抗氧化作用，抑制血小板的粘附及聚集作用，扩张血管作用等发挥保护心脏的作用，更年期雌激素的降低使心脏失去了这种保护作用，增加心血管疾病的发病危险。

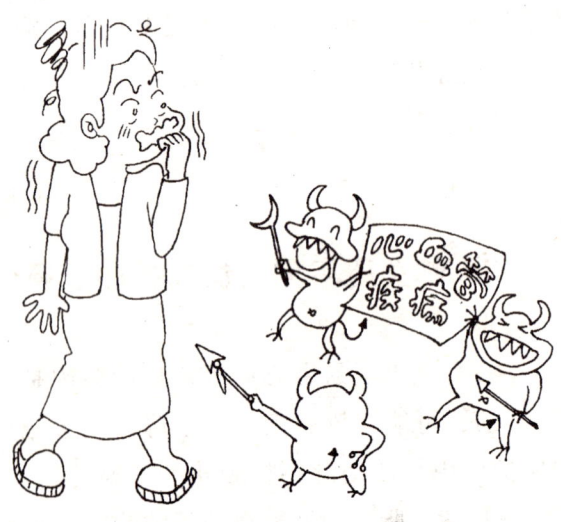

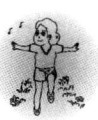

（2）更年期的妇女由于年龄的增长及雌激素水平的下降，脂代谢发生紊乱，形成高血脂，甘油三酯、胆固醇及低密度脂蛋白升高，而高密度脂蛋白降低。血脂的改变使动脉粥样硬化及心血管疾病的发病危险增加。

（3）绝经后胰腺分泌的胰岛素对葡萄糖的反应性降低及胰岛素清除率下降，血胰岛素增加，并随绝经年限增加而加重，绝经后的高胰岛素血症及胰岛抵抗可能与绝经后雌激素水平下降及雄激素水平相对增加有关，它可以导致糖尿病等糖代谢紊乱并促进脂代谢紊乱而引起心血管疾病。

（4）更年期凝血因子的改变增加心血管疾病的危险性。绝经后血浆纤维蛋白原、凝血因子Ⅶ、纤溶酶原激活物抑制剂Ⅰ等促进凝血物质增多，抗凝血酶原、血浆组织型纤溶酶原激活物和蛋白等抗凝血物质减少，结果增加了血液的粘稠度，促进动脉粥样硬化的发生。

综上所述，更年期妇女特殊的内分泌改变及器官的老化退变决定了更年期妇女易患心血管疾病，所以更年期妇女应注意饮食、运动、适时适量补充激素等预防心血管疾病的发生。

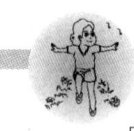

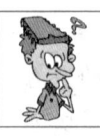 26. 为什么有的更年期妇女会发生高血压，而有的会发生低血压？

更年期妇女由于雌激素水平的下降速度较快，交感神经系统兴奋，血管舒缩中枢调节异常敏感，细、小血管容易痉挛，痉挛重时血压暂时升高导致更年期高血压，加上更年期多在 50 岁左右到来，由于糖类、脂类代谢紊乱会促进动脉硬化的发生，是动脉硬化发生的高峰期，更增加了高血压的发病危险。但也有处于更年期的妇女发生低血压的现象。一般有两种情况：一种是与体位有关的体位性低血压；一种是与原体质有关的体质性低血压。原因是进入中年期后，血管特别是动脉发生硬化，心肌也有不同程度的萎缩现象。心输出量减少，大动脉弹性下降，血压波动时，主动脉弓和颈动脉窦的感受器的感受能力发生改变，不能灵敏地感受血压的变化及时地调整血压所致。

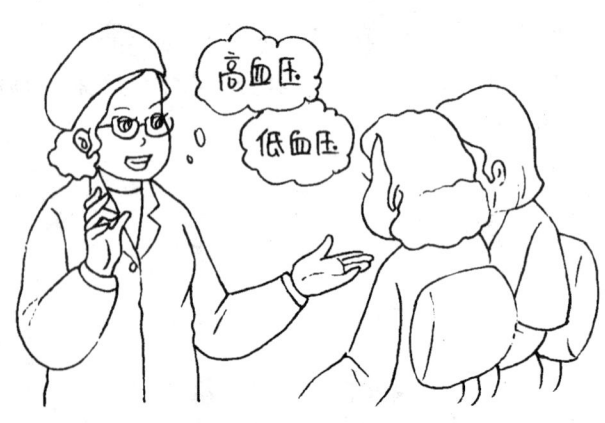

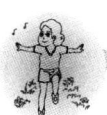

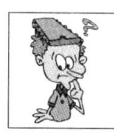

27. 更年期妇女怎样预防心血管疾病？

更年期的妇女处于由于年龄增长所致身体各个器官功能的老化及卵巢功能衰竭所致的内分泌紊乱的特殊阶段。上述因素导致这个阶段易患心血管疾病，所以应采取以下措施预防心血管疾病：

（1）首先应注意限制每日热量的摄入。因为新陈代谢率的降低，活动量的减少所需热量相对减少，过度摄入的热量会导致肥胖，高血压等，增加心血管疾病的发病危险。饮食方面应以清淡，富含维生素的新鲜蔬菜，水果和豆制品为主，避免摄入过多的含糖，动物性脂肪及胆固醇较高的食物，如肥肉、肝脏、肾脏、脑等动物

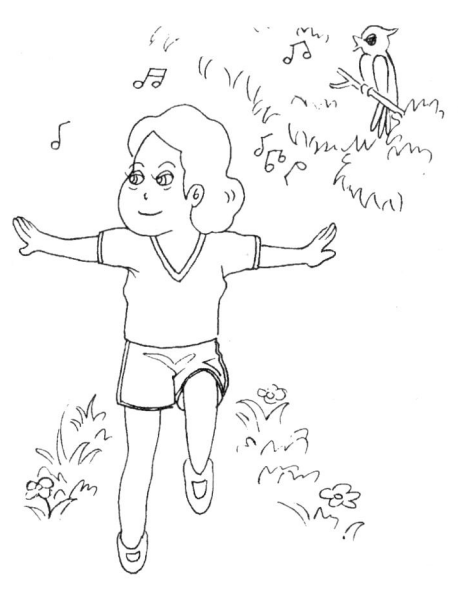

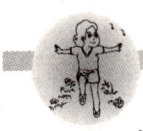

性内脏及奶油制品,禁烟酒。

(2) 生活规律,积极乐观,劳逸结合,坚持适量的体力劳动和体育锻炼,增加机体的耗能,防止过度肥胖。

(3) 如患有高血压,高血脂,糖尿病等,应积极治疗控制并减轻症状,定期检查身体,发现异常,应及时治疗。

(4) 排除禁忌证后,给予激素替代治疗。因为更年期妇女随着雌激素的降低,血脂代谢发生变化,导致血脂升高,如低密度脂蛋白,总胆固醇及甘油三酯,它们增加冠心病、动脉硬化等心血管发病率,而抗动脉硬化发生的高密度脂蛋白降低。给予雌激素后可以改善血脂的代谢,纠正血脂紊乱,减少冠心病的发生与死亡,但激素替代治疗应在严密随访的条件下进行。

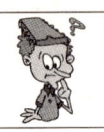

28. 为什么妇女一过40岁就会发胖?要不要减肥?

因为妇女从40岁左右开始进入更年期,更年期是向老年期的过渡,此期间卵巢逐渐萎缩、衰退,雌激素水平低落,引起糖类、脂类代谢紊乱,血脂升高,这种内分泌及糖、脂类紊乱是引起发胖的重要原因。另外还有其他几方面的原因,如饮食无节制,营养过剩。生活水平的提高,高脂肪、高糖类食品摄入过多,无节制饮食是引起肥胖的重要原因之一;随着年龄的增长,新陈代谢减缓,体力活动相对减少,基础代谢率降低，耗能减少是肥胖的另一原因；此外还有遗传性肥胖，内分泌疾病引起的肥胖等。肥胖对健康有害而无益，增加心脏负担，易患心血管疾病、糖尿病、脂肪肝、动脉硬化及肺功能不全等，疾病的死亡率也增高。如果体重超过正常体重的15%~20%即为肥胖，为了身体的健康，应该采取适当及适量的措施控制体重，恢复正常的体重，防止继续发胖。一般可以从以下几方面控制体重：①营养适当，饮食合理，避免过量摄入，当发现身体有发胖倾向时应减少高热量饮食的摄入，如高糖、高脂类饮食，多摄入豆制品、蔬菜、水果及粗粮等低热量食物。②适当运动，增加耗能，通过跑步、骑车、游泳等活动提高新陈代谢率，消耗体内积存的脂肪。坚持合理的控制饮食与运动是能够理想地控制体重的。

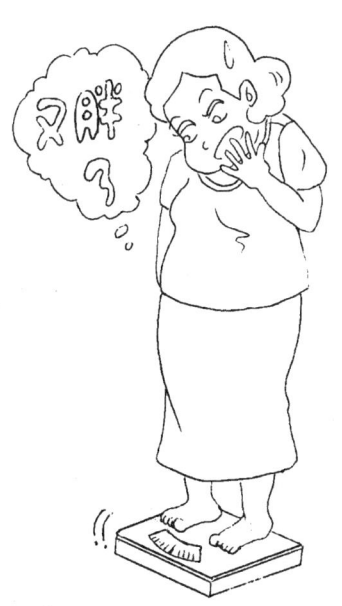

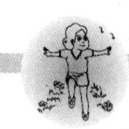

29. 更年期的妇女为什么容易出现泌尿系统感染？

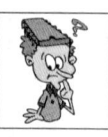

由于更年期的女性卵巢功能衰竭，雌激素水平下降，阴道萎缩易发生老年性阴道炎，尿道黏膜萎缩变薄，易感染发生尿道炎；女性的尿道短，与阴道口及肛门的关系密切，加上易发的阴道炎因素，容易导致上行性感染；膀胱肌肉萎缩，尿容量减少，常伴有残尿，使炎症容易反复发作；雌激素的减少使外生殖器萎缩，自洁能力下降，膀胱出口处腺体及纤维组织增生变厚，影响排尿功能；女性尿道周围的腺体容易感染，且常与膀胱颈梗阻同时存在；随着年龄的增加，肾脏功能下降，肾小管的功能减退，肾小球滤过率减少，

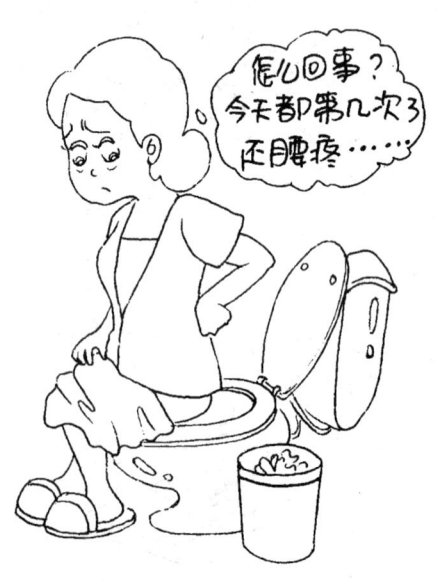

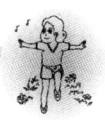

肾盂肾炎的发病率随之增加等等,综上所述,更年期妇女由于年龄增加所致的泌尿系统发生退行性变化,加上雌激素降低出现的病理变化,二者的综合因素常常导致泌尿系统感染,临床表现为尿频,尿急,血尿等膀胱炎症状,腰酸,腰疼,发热等肾盂肾炎症状,有的患者还伴有食欲不振,恶心,浮肿,久之可以出现肾功能减退,出现贫血,高血压等。平素应注意加强锻炼,减缓机体的退行性变,保持外阴清洁,多饮水利尿,雌孕激素的替代疗法可以预防或治疗泌尿系感染,一旦出现泌尿系感染,应在使用抗生素抗感染的同时,针对不同的病因对症治疗。

30. 更年期妇女为什么会出现外阴瘙痒?

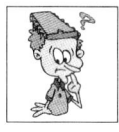

外阴瘙痒是妇女较常见的症状,从幼儿到老人都可以发生,但更多见于更年期妇女。常发生瘙痒的部位是阴蒂和小阴唇内外侧,严重的可以波及整个会阴部、大阴唇及肛门周围。多半是阵发性的,突然出现,稍过一段时间又消失或减轻。外阴部温度过高、刺激性食物如辣椒以及烟、酒等可使局部充血,瘙痒加重。外阴不洁,内裤过紧,或穿化纤内裤均可以刺激外阴,引起瘙痒及皮肤反应。而过分注意,造成条件反射,尤其反复搔抓,则更易加重症状。引起瘙痒的原因主要有以下几种:

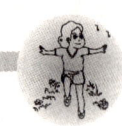

（1）阴道炎引起的慢性局部刺激：由于更年期卵巢功能衰退，雌激素减少，生殖器官逐步萎缩，阴道壁由于失去雌激素的支持而退缩，容积减小，弹性减少；阴道黏膜变薄，皱褶消失，皮下毛细血管易受破坏；上皮糖原成分减少，分泌物的酸性减低，促使阴道内细菌的菌群改变，加上局部的抵抗能力减弱，容易受一般细菌的感染，发生局部炎症即发生老年性阴道炎。局部抵抗力的降低也适于阴道滴虫或白色念珠菌的生长，所以老年性阴道炎伴有滴虫或霉菌感染的情况也常常出现，更加重了症状。由于炎症刺激使阴道分泌物增多，分泌物为水样或脓性，刺激阴道或外阴引起瘙痒。同时外阴皮肤退行性变化如变薄、萎缩、弹性降低等可以延及整个外阴及肛周，表现皮肤皱褶、硬化、变白，并在此基础上并发外阴皮肤病。上述改变不断刺激局部的神经末

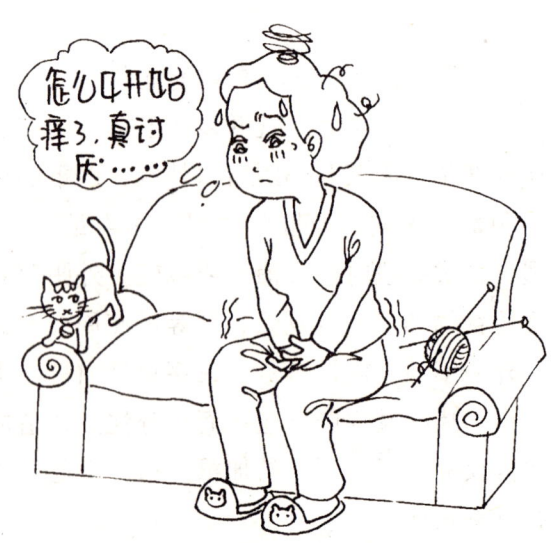

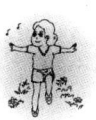

梢，发生难以忍受的顽固性外阴瘙痒，并与硬化性苔藓、外阴白斑等皮肤病难以鉴别。

（2）继发于全身性皮肤病的外阴皮肤病：如牛皮癣、脂溢性皮炎、慢性湿疹及扁平癣等。

（3）尿液、汗液及肛门分泌物的刺激：如糖尿病患者的尿液中含糖量过高，泌尿系感染或尿失禁时长期脓尿等刺激，长期服用泻药排便时的刺激，肥胖者由于汗腺及皮脂腺的分泌物分解，藏于皮肤皱褶中时皮肤浸软并摩擦等都可以引起外阴及肛周皮肤的瘙痒。

（4）外阴静脉曲张：外阴静脉曲张可以引起皮肤营养紊乱及末梢神经兴奋性的改变而发生瘙痒；反复搔抓可以继发慢性湿疹，单纯性苔藓样硬化，厚皮病及扁平苔藓等，这些病变都可以出现瘙痒的症状。

（5）变态反应：药物疹、荨麻疹、外阴接触刺激性的肥皂，外阴用药，使用避孕器具或胶冻，也可以引起严重的外阴瘙痒，甚至发生皮炎。这些都是局部皮肤或黏膜发生的过敏反应。所以外阴不适时应在医生的指导下，查明病因后对症用药，不应自己随便用药。

（6）全身性疾病：如维生素 A 族缺乏和维生素 B 族缺乏；黄疸，白血病和糖尿病严重时可以出现局部甚至全身瘙痒。

（7）此外，有的外阴瘙痒无明显病变，但思想上感到痒就抓，越抓越痒，是属于精神神经性的。

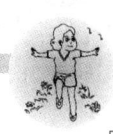

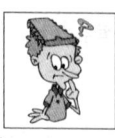

31. 妇女在更年期常出现阴道炎是正常的吗？

妇女进入更年期，由于卵巢功能逐渐衰退，性激素水平不断下降，生殖器逐步萎缩，导致黏膜失去雌激素的支持与保护作用，上皮变薄、萎缩，皱壁消失，弹性减退。上皮细胞内的糖原减少，致使乳酸杆菌糖原酵解产生乳酸的能力下降，阴道内的pH值由酸性转变为碱性，这种环境不利于阴道内乳酸杆菌的生长，阴道的抗菌能力和自净能力下降，容易发生阴道感染，又称"老年性阴道炎"。绝经时间较长的妇女，阴道黏膜菲薄，血液循环差，易受损，黏膜常常出血或破损，这些为细菌的入侵与繁殖创造了有利的条件，因此更易患阴道炎。妇女更年期出血的阴道炎是更年期综合征的常见表现之一。临床症状为外阴瘙痒，干

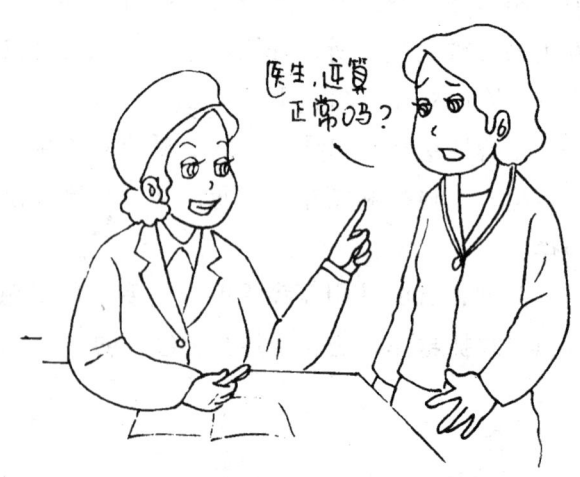

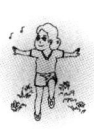

燥灼热，甚至阴道烧灼，小腹下坠不适，尿道口及阴道口周围疼痛，阴道分泌物增多，一般是水样。感染严重时可以是黄色粘稠脓样，有臭味，阴道易出血，一般是点滴出血，在此基础上更易合并滴虫、霉菌等感染，表现出滴虫或霉菌性阴道炎的典型症状。出现上述症状不要惊慌，应立即就诊，医生会根据临床症状，妇科检查，实验室化验结果并结合年龄及内分泌情况作出阴道炎的明确诊断后，给予激素的局部或全身的激素补充治疗，抗生素抗感染，抗滴虫、抗霉菌治疗等的综合治疗，治疗后症状可以缓解或消失，但由于激素继续减少，复发的可能性大，不易一次治愈，出现症状需再次治疗。治疗同时应注意加强营养，多摄入含维生素 A，复合维生素 B 丰富的食物，可以促进阴道黏膜愈合，炎症的消失，提高黏膜的抵抗力。

32. 许多妇女在40多岁出现胆石症，为什么？

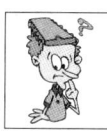

妇女从45岁左右逐渐进入更年期，卵巢功能的衰退引起体内激素的变化。雌激素缺乏可以导致血脂代谢紊乱：低密度脂蛋白受体活性降低，低密度脂蛋白、血胆固醇、甘油三酯上升，而高密度脂蛋白下降。另外，雌激素的降低及雄激素水平相对增加，使胰岛素对血糖的反应力下降，胰岛素对葡萄糖的反应及肝对胰岛素的清除能力降低，导致血糖升高。高胰岛

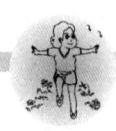

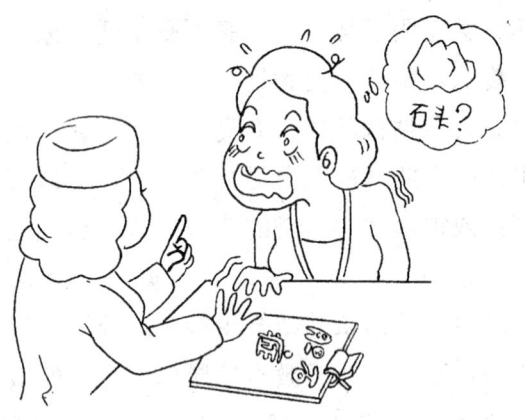

素血症,血糖代谢的紊乱更加重血脂代谢的紊乱。雌激素降低使胆汁酸分泌减少。糖类、酯类代谢的紊乱所导致的高酯血症及雌激素降低引起的胆汁酸分泌的减少使胆汁中的各成分的比例发生改变,极易发生胆石症。

33. 更年期妇女为什么常出现腰酸,足跟疼和网球肘?

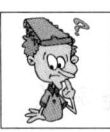

正常情况下,骨的组成是由钙、磷等矿物质离子结晶沉着于胶原组成的基质中,这些矿物质增加了骨的强度。矿物质的不足,骨密度降低。矿物质的贮存受到遗传、环境、营养、内分泌调节和生活方式等多种因素的影响。骨是一种活动的组织,不断地吸收与重建,维持着自身的动态平衡。骨的重建周期是由吸收骨的破骨细胞与形成骨的成骨细胞共同完成的,而骨的重建与吸收的平衡是受内分泌调节的。

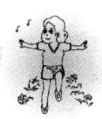

更年期妇女由于年龄增长的退行性变化及卵巢功能衰竭,导致雌激素水平低落影响了骨的重建与吸收平衡:

(1) 成骨细胞缺乏雌激素的刺激,骨的合成受阻。

(2) 雌激素的降低引起降钙素的分泌下降,破骨细胞失去降钙素的抑制作用,骨的吸收增加。

(3) 雌激素的降低使 $1,25-(OH)_2D_3$ 的合成减弱,导致肠钙吸收下降。

(4) 雌激素降低使骨对甲状旁腺激素的敏感性增强,骨吸收加速。

(5) 增加胰岛素生长因子和抑制白细胞介素的释放,促进骨的丢失。

(6) 年龄的增加,运动量的减少,钙摄入与营养缺乏,胃肠道钙吸收功能的下降,使骨的重建受阻。

上述因素共同导致更年期的骨重建减弱,骨吸收增

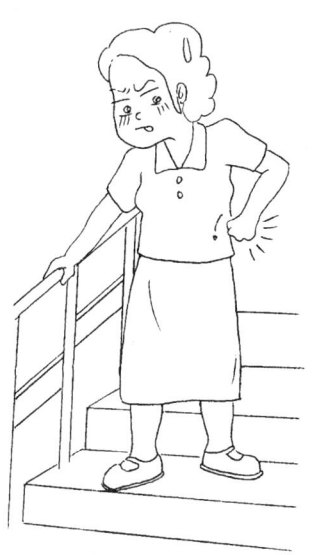

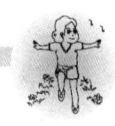

强,骨丢失增加,最终导致骨量减少,骨组织显微结构异常的骨质疏松症。

骨质疏松症常表现为全身不适、乏力、疼痛,其中以颈、腰、背的疼痛及不适为主,有的表现为足跟疼,网球肘,疼痛的性质为钝性疼,时轻时重,可突然加剧,休息后可以缓解,适当活动可减轻,过量活动加重。严重时脊柱变形,弯曲驼背,身材变矮,牙齿脱落,甚至发生骨折,脊柱、桡骨远端、股骨颈是常见的骨折部位。

更年期妇女出现全身关节不适疼痛症状,应尽早检查确诊,并在排除激素治疗禁忌证的前提下接受激素补充治疗,补钙,药物减少骨丢失,增加营养,加强锻炼等综合治疗。

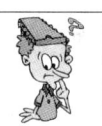 34. 有些妇女在更年期出现骨质疏松症,并伴有骨质增生症,为什么?

骨质增生与骨质疏松都是骨的退行性改变,是骨组织衰老的表现。骨质疏松是全身骨质减少的一种现象。主要表现为骨骼中基质的含量明显减少,而骨骼中矿物质(主要是钙、磷)的成分基本正常,随着骨质疏松的进展,骨骼中钙、磷等矿物质也会不断丢失和减少,从而造成骨骼中骨基质和矿物质都减少的现象,最终引起全身特别是腰背部疼痛,驼背,身高下降,骨折等。骨质疏松与活性维生素D不足,钙的摄入减少,活动量少,性激素水平下降使骨分解大于骨

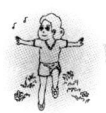

形成有关。而骨质增生是骨骼的一种状态。表现为骨骼在生长，发育及其完成功能的过程中某些部分失去正常的形态，出现异常。骨质增生与关节部位骨骼过度摩擦，关节软骨面不平整，骨骼的衰老，退行性变，慢性损伤及局部损伤的修复，异常受力有关，与血钙及骨钙无直接关系。另外关节部位受力状态的改变，应力在关节软骨面上分布不均匀，也会引起关节的骨质破坏和增生；骨骼过度被肌肉牵拉，局部受力增加或骨骼创伤，骨膜及骨组织受刺激而过度增生，最终变性为骨刺；关节内游离体，软骨增生，骨骼形态改变压迫神经产生肢体感觉、运动异常等。它们是骨退行性改变的不同形式。病因及影响因素不同，就会出现不同的退行性改变，如摄入含氟和钙丰富的饮食后主要表现为骨质增生，而摄入含氟丰富和缺钙的饮食时，主要表现为骨质疏松和骨软化现象。

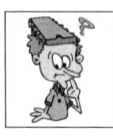

35. 检查骨质疏松的方法有哪些？

 检查骨质疏松的方法有以下几种：

（1）尿钙测定：随饮食摄入的钙吸收过程已在晚餐后 5 小时内完成。因此清晨的尿钙不是来自饮食中吸收的钙，而是来自骨组织被吸收的钙，所以测清晨空腹 2 小时尿钙的含量，对绝经后骨质疏松的诊断较为准确。空腹尿钙和肌酐比值，尿羟脯氨酸和肌酐比值可以作为预测骨质疏松的指标。前者的正常高限值为 0.4mmol/mmol，后者的正常高限值为 0.017mmol/mmol。前者升高说明负钙平衡，后者升高说明胶原分解旺盛，骨吸收率增加。

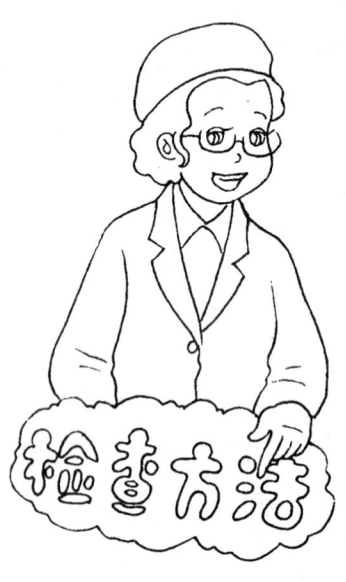

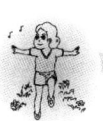

(2)血清钙、磷及碱性磷酸酶的测定：骨质疏松患者的血钙升高，血磷降低，碱性磷酸酶升高，但老年骨质疏松患者的血碱性磷酸酶一般在正常范围内。

(3)血清骨钙素：骨钙素是一种活性肽，由成骨细胞产生或分泌，绝经时间越长，血清骨钙素越低。

(4)γ-射线光子的吸收测量：有单光子和双光子吸收扫描两种。可以用来检测骨矿物质含量、骨密度和骨宽度。单光子吸收仪，不仅准确迅速，价格低廉，而且放射计量小，是诊断绝经后骨质疏松的一种非损伤而又灵敏的早期诊断工具。

(5)X线检查：一般用X线检查脊柱、骨盆、股骨颈、腕骨及掌骨，当X线摄片看出骨质疏松时，骨量丢失至少达30%~50%，因此X线检查对骨质疏松的早期诊断意义不大。但X线对骨折的诊断较为准确。

(6)CT检查：定量CT法可以对椎骨骨小梁测定骨矿物质含量，对早期诊断和监测病情变化有较大的价值。分为单能量和双能量方法。双能量方法能排除脂肪等不同成分的影响，提高对骨矿物质含量的准确性。

(7)核素骨扫描：放射性核素骨现象计算机定量分析为骨质疏松提供了一种敏感的诊断方法。

(8)骨超声检查：以超声波通过骨的速度及振幅衰减来反映骨结构与骨矿物质含量。

一般的骨密度低于正常人平均值1~2.5个标准差为骨量减少，应作为预防和干预的对象。如果骨密度低于正常人平均值2.5个标准差以上者诊为骨质疏松症。

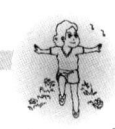

36. 更年期骨关节病与骨代谢有关吗？如何治疗？

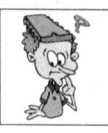

更年期的妇女常会出现骨关节病，一般临床表现为四肢或腰背部酸痛，逐渐发展为持续性疼痛。若出现胸腰椎压缩性骨折时，会出现腰背部疼痛剧烈，被动侧卧位，相应部位出现叩击痛。椎体内部骨小梁萎缩，抗强能力下降，受压后易变形，导致身高下降和驼背。无明显诱因或轻微外伤即发生骨折，最常见的是胸腰椎、桡骨远端和股骨上端等，严重者可以全身各个部位均发生骨折。有的患者可出现弥散性骨压疼等。上述的骨关节病与更年期雌激素水平低落引起的骨质疏松有关，发生机理是 $1,25-(OH)_2D_3$ 的生成与活性降低，减少肠钙的吸收及肾钙的重吸收。骨对甲状旁腺激素（PTH）的敏感性增强，骨吸收增多，降钙素水平降低，破骨细胞活性增强，或骨细胞活性下降，骨形成不足，总之钙吸收下降，骨吸收大于骨形成，导致骨丢失，发生骨质疏松症，继而会出现上述骨关节病。治疗方法如下：

（1）激素替代疗法：应在医生的指导下与随诊的条件下治疗，以补充雌激素为主，延缓或阻止绝经后骨的快速丢失，同时又可以缓解更年期症状。雌激素最好是天然、短效、小剂量，为防止对子宫内膜和乳腺可能发生的不良影响应在使用雌激素一定时间内加用

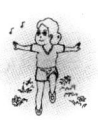

孕激素，不仅可以降低对子宫内膜和乳腺的不良影响，而且对骨有一定的保护作用。

（2）补充钙剂：首先是膳食中增加含钙高的食品，如牛奶、牛肉、鸡蛋、酸奶、豆制品等，若每日钙的摄入量不足500mg，应补充钙剂（因为绝经后女性钙的摄取量应为每日1000~1500mg），不同钙制剂含钙量不一，碳酸钙约为40%，乳酸钙为13%，枸橼酸钙为24%，其中枸橼酸钙有较好的溶解度与吸收率。现有高浓度的含钙制剂如钙尔奇D等。补钙没有明显的副作用，每日补钙量不应超过2g。少数人可能会有便秘，应分次服用，并多饮水即可避免。补钙的同时应补充维生素D，其中以$1,25\text{-}(OH)_2D_3$活性最强，有助于肠道钙的吸收。

（3）骨吸收抑制剂的应用：双磷酸钙盐类，抑制破

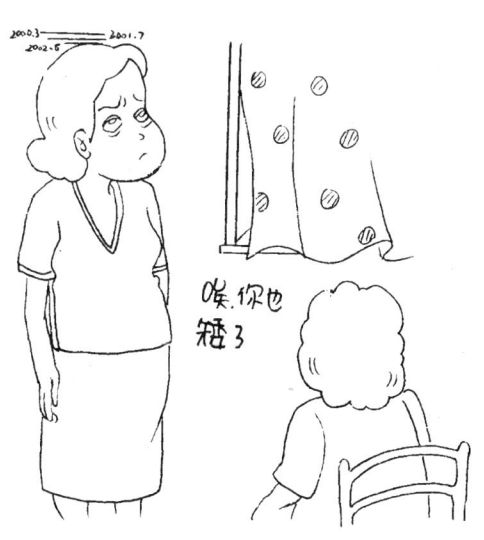

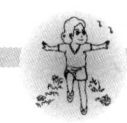

骨细胞的形成，降低破骨细胞数量与活性，如阿仑膦酸钠（福美善）、骨膦等；降钙素类，抑制破骨细胞数量及活性，抑制骨吸收，缓解骨痛症状，如鲑鱼降钙素（密钙息）、鳗鱼降钙素等；氟化物具有稳定磷灰石结晶，抑制骨吸收与促进骨形成，如磷酸氟二钠、单氟磷酰胺与钙配制的特乐定片等，可提高脊椎骨骨量，减少脊椎骨折率，不损害四肢骨；依善拉封，对骨吸收有直接抑制作用，同时有增强雌激素促进降钙素分泌的作用，减少骨丢失，减少腰背疼痛，和雌激素合用可增强效果，减少雌激素的用量。

（4）平衡饮食和营养，适量的运动，可以延缓和防止骨丢失。

（5）防止摔伤，是降低骨折发生率的有效措施，对骨量已降至骨折阈值以下的患者更为重要，应加强监护。

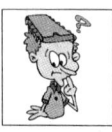

37. 更年期妇女需要补钙吗？哪些食物中含钙较高，便于吸收？

更年期妇女雌激素水平下降，甲状旁腺分泌降钙素随之下降，降钙素是一种强有力的骨质吸收抑制物，对骨骼有保护作用，雌激素的不足使骨质吸收增加。另外，甲状旁腺激素是刺激骨质吸收的主要激素，绝经后由于甲状旁腺功能的亢进，或由于雌激素不足使骨骼对甲状旁腺激素的敏感性增强，导致骨质吸收增加。雌激素水平的下降还可导致 $1,25\text{-}(OH)_2D_3$ 的

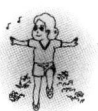

合成下降，肠钙吸收及肾远曲小管对钙的重吸收下降，骨盐的沉积受抑制。总之，由于原发性钙吸收下降及骨质吸收的增强，会导致更年期妇女处于一种负钙平衡状态，易发生骨质疏松症。所以更年期妇女应注意补钙，若在补充适量雌激素的条件下，补钙的效果会更显著，可以有效的预防和治疗绝经后骨质疏松症。食物中以乳制品钙含量最高，如牛奶、酸奶等，豆制品如豆腐、豆浆等，另外海产品、带骨小鱼、排骨、牛肉、花生仁等食品中含钙量也较高，人体容易吸收。必要时可以口服一些钙剂，增加钙的补充与摄取。

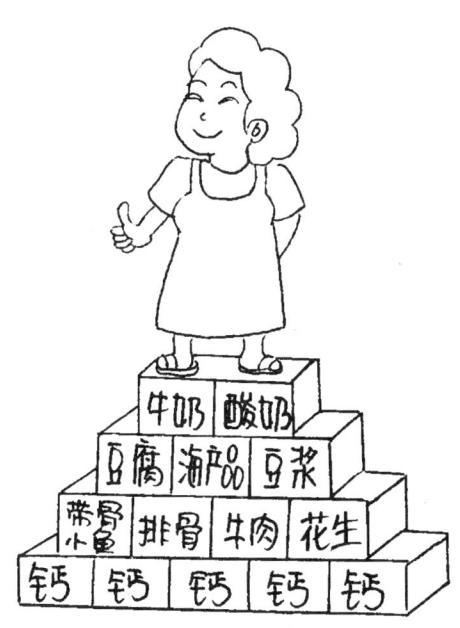

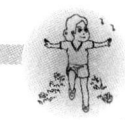

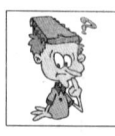

38. 为什么喝牛奶补钙是最好的方法？

因为牛奶是含钙最丰富的天然食品，100ml牛奶中含蛋白质约3.5g，脂肪3.4g，碳水化合物4.7g，含钙约12mg，而且钙与蛋白质结合在一起，有利于人体吸收，牛奶中的蛋白质吸收率高达40%以上，一般食物仅为20%~30%，所以喝牛奶是补钙的最好方法。

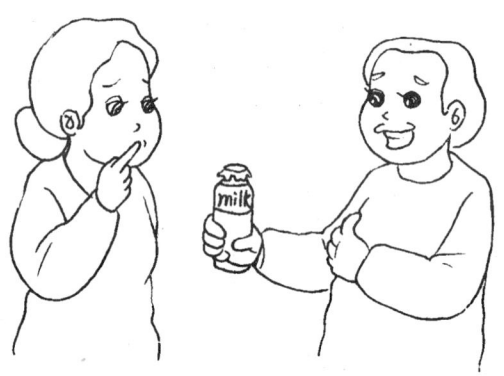

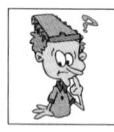

39. 怎样预防骨质疏松？

预防骨质疏松应从年轻时开始做起才能取得最佳的效果。儿童时期人体骨骼中的骨量（包括骨基质和矿物质）稳定增加。青春期骨量迅速增

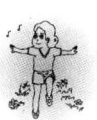

加。35~40岁以后骨量开始下降，女性绝经后由于雌激素水平的下降，骨量下降的速度明显快于男性。骨量的峰值越高，体内骨组织的贮备量越多，随后即使每年逐渐丢失一些也足以延迟骨质疏松出现的时间。但如果骨贮备量很少，随着逐年骨质的丢失骨质疏松出现的时间就早。所以预防骨质疏松应从早期做起，同时应注意以下几点：

（1）养成良好的生活及饮食习惯：注意营养物质的摄入。应多食用含蛋白质、钙、磷、维生素D等丰富的食物，这些物质可以有效地阻止和减少骨组织的分解，为骨的合成提供必不可少的原料，延缓和预防骨质疏松的发生。

（2）积极适量地锻炼身体：可以促进骨组织的血液循环，有利于骨组织的生长和发育。通过运动和锻炼可以使骨骼适当受力。增加对骨骼的刺激，这样有利于骨小梁的发育和骨量的增加。

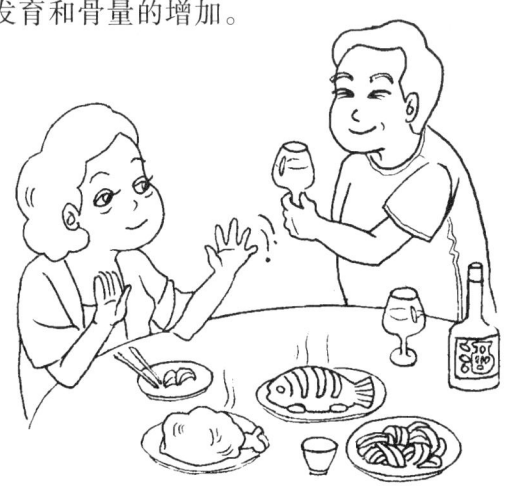

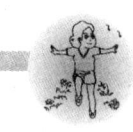

（3）戒除烟、酒等不良嗜好：吸烟，饮酒会影响内脏的功能，使消化系统对钙、磷的吸收减少，而从尿和大便中的排除量增加，使体内骨组织合成的原料大量丢失，不利于骨组织的合成与重建。

（4）尽量避免摄入过多的蛋白质、咖啡因及酸性饮料：因为过量的蛋白质在体内代谢过程中会产生许多酸性物质并从尿中排出，这些酸性物质可使尿钙的排出量增加，加快体内钙的丢失，促进骨质疏松的发生。咖啡因及酸性饮料也会促使钙从尿及大便中排出，使骨量减少，促使骨质疏松的形成。

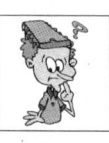

40. 骨质疏松患者运动时应注意什么？

（1）要选择适合自己能力与体力的运动项目。不要从事超出自己体力承受范围的运动，要充分考虑自己的精力与体力，不要从事过于剧烈的运动，也不要从事以力量为主的运动，以防止造成骨折或诱发其他疾病如脑血管意外等的发生。

（2）运动前应做好准备活动，而且运动应循序渐近。因为骨质疏松患者除了骨组织强度下降以外，与骨骼相联系的韧带、肌肉、关节等的弹性，韧性及柔软性也会降低，所以运动前应充分活动身体的各个关节，使之灵活。必要时按摩肩部，腿部肌肉，放松肌肉，并慢慢旋转腰，颈部，逐渐适应后再进行锻炼。运动量应逐

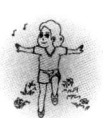

渐增加，使机体有一个适应过程。例如先慢走再慢跑，短距离跑步逐渐长距离跑步等，避免突然剧烈活动造成软组织的损伤，严重者可以出现骨折。

（3）运动时尽量做到均衡运动，尽量使全身主要部位都得到锻炼，这可以调节全身状况，预防骨质疏松，如打太极拳，舞剑等。

（4）运动既要持之以恒，又要劳逸结合。因为骨质疏松是长期逐渐形成的，短时间内的运动不会产生明显的治疗效果。所以应坚持长期锻炼才能达到治疗的效果。另外，在坚持锻炼的基础上应注意劳逸结合，要掌握好运动的强度和节奏。在剧烈和消耗较多体力的运动后可以逐渐过渡到平静、运动量小的运动，使体力得以补充，不至于过度劳累，对身体造成伤害。

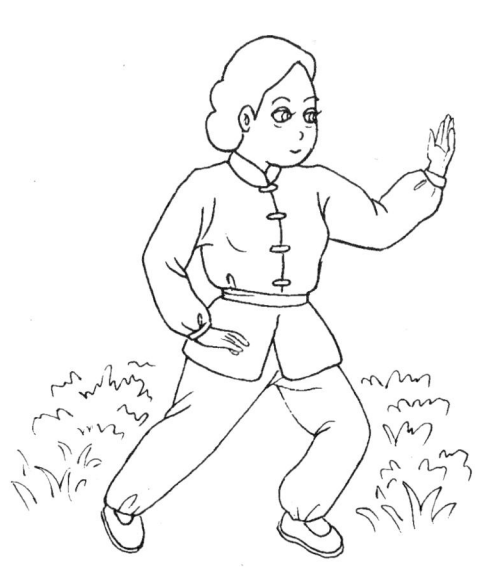

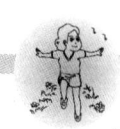

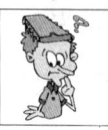

41. 得了"五十肩"如何治疗？

"五十肩"是骨关节炎的一种表现，因为好发于50岁以上的人群的肩关节，所以称为"五十肩"。又称为肥大性、退行性关节炎，增生性关节炎，是一种本质上非炎症的疾病，以关节软骨及骨增生为特点，可以影响到肩关节、膝关节、髋关节等，可以使负重关节功能严重受损。一般成年人20岁即可有骨关节病变出现，随着年龄增长而发病率增高。50岁以上者约80%~90%都有不同程度的骨关节病变。不同职业可以引起不同受影响的关节发生骨关节炎。相反，瘫痪肢体则发病缓慢，说明经常性的磨损是造成骨关节发生

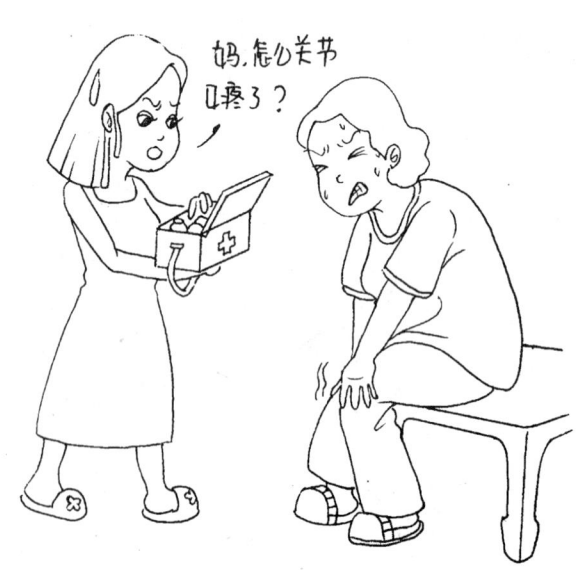

退行性变化的重要因素。一般起病缓慢，无全身症状。主要症状是受累关节的酸疼。关节痛是局限性，但有时有放射性疼痛，如髋关节受累时可以出现膝盖、臀外侧或大腿疼痛。关节痛最初只在关节活动用力时明显，休息后减轻，到晚期静止时也可以出现疼痛。疼痛是由于软骨下细微的骨折、轻度滑膜炎、骨髓静脉压升高、关节囊变厚、骨赘、关节的半脱位或畸形。受累关节有时出现晨僵，但一般不超过半小时。关节周围肌肉痉挛，关节肿胀、有压痛、热，但不红。关节被动活动或自主活动时可有摩擦音。关节局部可触及骨赘。晚期由于关节变形及骨赘的形成，关节活动可以受限，但一般在允许的活动范围内，关节活动不引起疼痛。早期的X线检查无异常表现，晚期可以出现关节腔变窄，骨赘或骨硬化的病理表现。治疗的主要目的是减轻疼痛，减少肌肉痉挛，保护关节功能。一般采用局部封闭、热敷、按摩、理疗、针灸等对症治疗，可以缓解肌肉痉挛；选用阿司匹林、消炎痛、布洛芬药物消炎镇痛。参加力所能及的体育运动可以防止骨关节的退行性变、避免关节剧烈活动和过度负重。症状严重、疼痛不能缓解或活动受限、明显关节畸形或跛行者可行手术治疗。

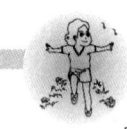

42. 骨质疏松患者应注意补充哪些维生素？为什么？

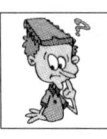

骨质疏松患者应注意补充维生素A，维生素D及维生素C。维生素A是预防和治疗骨质疏松的常用药，因为维生素A在骨骼代谢过程中起着重要作用。维生素参与骨骼的生长与发育，当体内缺乏维生素A时，骨组织就会出现变性，软骨内骨化过程就会放慢或停止，但骨膜的骨化过程仍在进行，从而造成骨骼的"梭形"畸形。而且维生素A缺乏还可以使肾小管上皮损伤，影响钙的重吸收，刺激甲状旁腺代偿性增生，引起继发性甲状旁腺功能亢进，使甲状旁腺激素分泌过多，从而造成骨质疏松。因此应用维生素A可以有效地预防和治疗骨质疏松。维生素A作用器官是小肠、骨骼和肾脏等。维生素D可以促进小肠对钙、磷等矿物质的吸收，骨质疏松者或佝偻病患者使用维生素D以后，小肠对钙、磷的吸收量为正常的2.5~3.5倍。维生素D促进钙加速向骨骼的沉着，同时直接作用于骨骼有利于骨骼的形成和钙化。维生素D可以促进肾小管对肾脏排出的钙、磷重吸收，减少钙、磷的丢失，维持血钙的正常浓度，减缓骨质疏松的过程。维生素C也是参与骨骼代谢的重要物质之一。当机体缺乏维生素C时，骨骼内的蛋白质、多糖类物质的代谢就会出现不同程度的障碍，使蛋白质和多糖类物质生成减少，而蛋白质和多

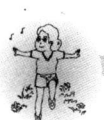

糖类物质是骨骼重要组成部分即骨基质的基本成分，所以骨基质生成减少必然使骨骼的生长、发育受影响，造成骨质疏松。同时，维生素C在肠道内易与钙离子结合，从而有利于钙离子通过肠黏膜而被吸收进入血液，为钙向骨骼上沉着提供有利条件。所以维生素A、维生素D及维生素C是骨骼正常代谢不可缺少的重要物质，因此，骨质疏松患者应注意上述物质的补充，维持骨骼正常的平衡代谢。

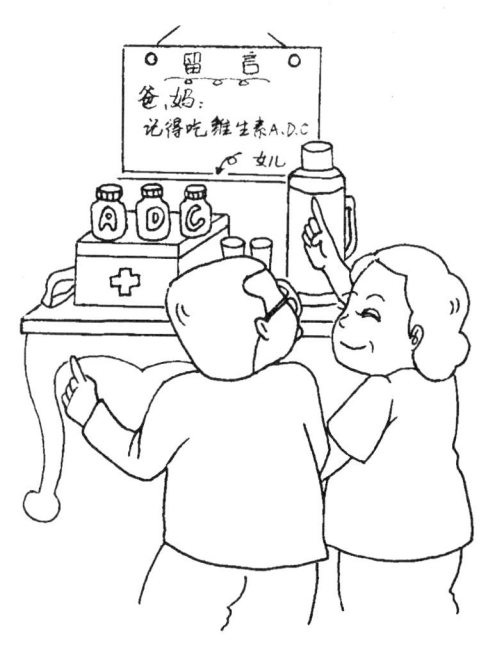

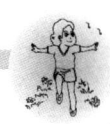
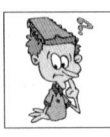

43. 骨质疏松患者是否应卧床休息？应怎样选择活动或运动方式？

骨质疏松患者在日常生活中应做到动静结合，完全卧床休息不利于骨质疏松的康复，有时会使症状加重。如果长期卧床，身体的活动量很小，全身骨骼缺乏因运动而产生的"刺激"，会加速骨基质和矿物质的分解和丢失。因为在运动时，全身和骨骼的血液循环可以明显加快，肌肉的收缩和舒张对骨骼也有"刺激"作用，可以阻止和减缓骨质疏松的进程。因此骨质疏松患者应积极进行活动和体育锻炼，选择力所能及的运动方式，而不能因有全身的疼痛和不适而过多地采用卧床休息的方式进行治疗和康复。

骨质疏松患者的活动或运动方式应根据每个人的不

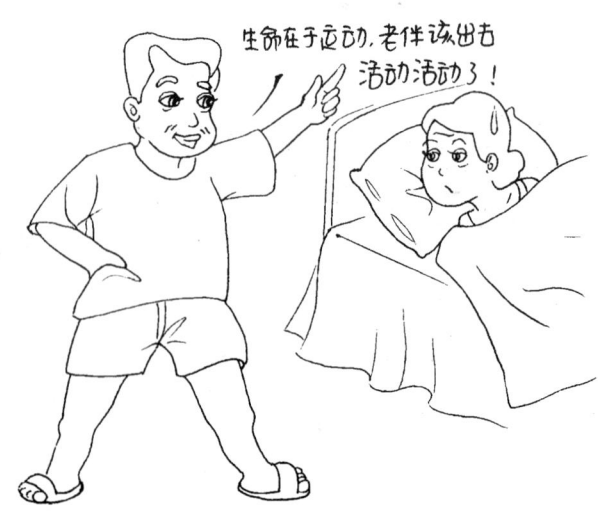

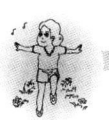

同年龄特点、症状轻重及身体状况来选择。对于骨质疏松不太严重,能坚持正常的工作、生活者,可以选择活动量较大的运动方式,如长跑、打拳、游泳、登山、打球等。对于骨质疏松比较严重,不能坚持日常工作的人来说,可以选择活动量较小,以身体上下运动为主的运动项目,如原地踏步、行走、慢跑等。这些活动的共同特点是沿身体纵轴线的方向给骨骼(主要是脊柱和双下肢长骨)施加压力,促使骨骼中纵向骨小梁的形成,使骨骼的强度增加。对于严重骨质疏松日常生活不能自理,甚至必须卧床的患者来说,活动与运动也是必要的。可以让患者坐起来,帮助患者适当地活动肩、肘、腕、手指、髋部、膝关节。还可以坐在摇椅上,自己轻轻摇动椅子或别人帮助摇动椅子,达到运动的目的。因为摇椅子的同时,患者全身的肌肉和骨骼随椅子的摇动而不断调节,处于运动状态而达到运动的目的。

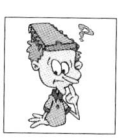

44. 骨质疏松患者如果长期卧床休息会发生哪些并发症?应如何治疗?

骨质疏松患者如果长期卧床会发生三大并发症,即褥疮、泌尿系统感染和肺部感染。褥疮最容易发生,由于骨质疏松患者比较消瘦,皮下脂肪较少,卧床时骨骼的突出部位(如骶尾部)容易直接受压迫,导致皮肤局部血液循环障。另一方面骨质疏松患者由于全身疼痛和不适,在床上翻身或活动时疼痛会加

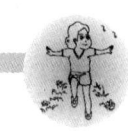

剧,因此不愿意翻身,当身体长期处于某一种固定的姿势时容易使局部受压迫,产生褥疮。褥疮一旦形成,很难治愈,治疗褥疮的主要方法是定时翻身,作皮肤按摩,促进血液循环,保持创面干燥和清洁,加强局部换药。骨质疏松患者如果长期卧床,固定体位时,会出现不同程度的尿潴留(即膀胱中存留少量尿液,不能完全排尽)。潴留在膀胱中的尿液很容易被细菌污染,造成泌尿系统的感染。泌尿系统的感染包括尿道炎、膀胱炎、肾盂肾炎等。出现的症状为尿急、尿频、尿疼、发热等。因为女性的尿道比男性短,所以女性泌尿系统感染的机会比男性多。

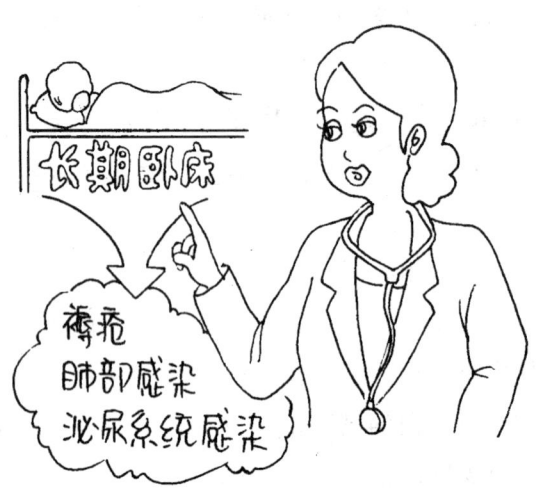

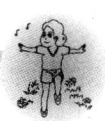

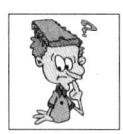

45. 骨质疏松患者哪些部位容易发生骨折？骨折发生特点是什么？

骨质疏松患者的的骨折常常发生于脊柱（如椎体压缩性骨折）也就是说骨质疏松患者由于骨组织的丢失，椎体骨质出现疏松，在压力的作用下，椎体出现"压缩"或楔形改变，从而产生"驼背"，脊柱向后凸，出现身体不能站直，身高相对降低；其次是髋关节骨折，主要是股骨颈骨折和粗隆间骨折。髋关节是人体中压力比较集中的部位，当人站立、行走及活动时，体重通过两侧髋关节穿至足底，保持身体的平衡和稳定。随着年龄的增加，身体的衰老，肌肉的力量可以有不同程度的减退，维持身体平衡和稳定的能力也较差。这时如果身体突然失去平衡（如滑倒或扭伤等），来不及用手支撑地面进行自我保护，髋关节直接着地的

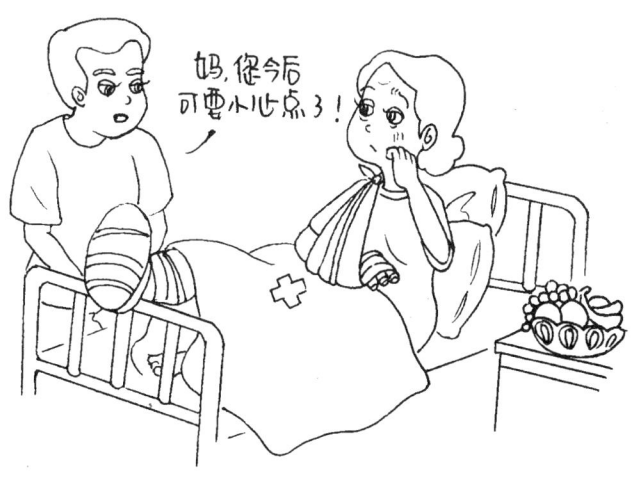

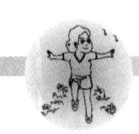

可能性很大，或在摔倒的过程中下肢扭转，造成股骨颈或粗隆间的骨折；另外还有桡骨远端的骨折，由于人在摔倒时，会保护性地用手支撑地面。当手掌接触地面的瞬间，力量经过手掌传导至桡骨远端，从而引起桡骨远端骨折。骨质疏松患者发生骨折的年龄一般偏大，常发生于50~60岁以后，发生骨质疏松骨折的暴力一般很小，如行走时摔伤、扭伤、下蹲、甚至起床时不慎都可能造成骨折。由于更年期的女性体内雌激素水平的降低加快了骨折疏松的进程，所以更年期妇女发生骨质疏松骨折的几率比男性多。骨质疏松患者骨折后愈合的时间要比外伤引起的骨折愈合的时间长，因为骨质疏松患者体内钙、磷及蛋白质相对缺乏，骨折愈合所需要的"原料"相对较少，另外中老年人骨骼和肌肉的血液循环也较差，所以骨折愈合的时间相对较长。骨质疏松患者骨折愈合后肢体功能恢复的时间也较长。

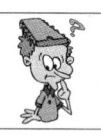 46. 患了骨质疏松是否应该绝对卧床休息？长期卧床休息会出现哪些不良的后果？怎样预防与治疗？

 患了骨质疏松后应选择力所能及的运动方式进行积极的活动和身体锻炼，不应因身体疼痛和不适而过多地采用卧床休息的方式进行治疗和康复，否则会不利于骨质疏松的康复。长期卧床不但不利于骨质疏松的恢复，还会出现不良的并发症，如泌尿系

统感染、呼吸道感染或褥疮等。泌尿系统感染的原因是卧床时排尿不便，膀胱中常有少量剩余尿液，使细菌容易繁殖。预防的方法是多饮水，定时排尿，尽可能将尿液排净，避免尿液的残留。一旦出现尿频、尿急、尿痛、尿液浑浊、体温升高等情况，应考虑到泌尿系统感染的可能，应在多喝水、多排尿以利于冲洗膀胱的前提下，每天用清水和高锰酸钾溶液冲洗尿道口，并保持局部清洁。必要时可以口服抗生素如吡哌酸、氟哌酸或复方新诺明等治疗泌尿系统感染，如果症状不能缓解，应到医院就诊，做进一步的治疗；呼吸道的感染主要是由于长期卧床不利于呼吸道分泌物的排出而引起的。预防措施主要是季节转换时注意保暖，保持室内温度和空气流通，尽可能让患者采用半卧位或坐位，并且让患者多咳嗽和排痰。如果患者出现咳嗽、咳痰、呼吸加快及体温升高等症状，应到医院诊治，并应用有效的抗生素抗感染；长期卧床的患者由于局部皮肤受压，血液循环不畅，很容易产生褥疮，褥疮一旦形成，不容易治愈。预防褥疮形成的的方法有以下几种如定时翻身，也就是定时改换体位，让身体的各个部位，尤其是有骨突的部位交替减轻所受到的应力，缓和因压迫造成的血液循环不良的状态。局部按摩是在翻身的同时，在受压迫明显或皮肤潮红的部位做按摩，可以促进局部的血液循环，可以直接按摩皮肤，也可以先将少量75%酒精或烈性白酒撒于准备按摩的皮肤部位，再用手按摩。另外还要注意保护皮肤不受损伤，长期卧床容易导致患者体质的下

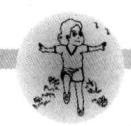

降,组织修复能力差,皮肤如果损伤不易愈合,应保持床单和褥子的柔软或在骨骼突出的部位放置柔软的垫子,防止皮肤损伤。一旦发现褥疮,应及时治疗,如用磺胺嘧啶银保持皮肤的干燥和清洁,局部用药,必要时理疗、手术植皮等。

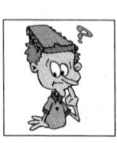

47. 为什么预防骨质疏松要戒烟?

戒烟对预防和延迟骨质疏松的发生和进展有积极的作用。

(1)烟中含有尼古丁等毒性物质,可以使血管收缩,局部血液循环不良,不利于骨组织的形成。戒烟后有利于骨组织的生成,增加骨组织中矿物质的含量,可以防止骨质疏松的发生。

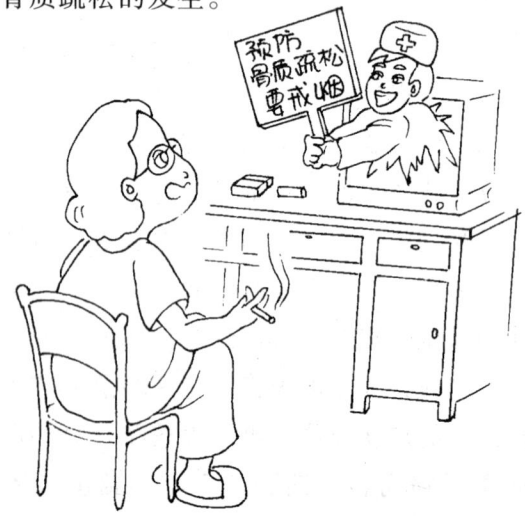

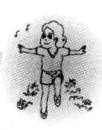

（2）戒烟可以防止烟草中的有毒物质对肝脏和肾脏等重要器官的损害。肝脏和肾脏是使维生素D发挥生理作用的重要器官，肝脏或肾脏的功能下降是导致和促进骨质疏松的重要原因之一。

（3）戒烟可以使肌肉的兴奋性增高，肌肉力量加强，从而使全身活动量增加，促进骨组织的合成，有利于预防骨质疏松。

（4）戒烟后人体内心、肺、神经等器官的功能都有所改善，总体上提高了身体的素质，增强了身体的健康程度，有利于防止骨质疏松的发生。

48. 饮茶可以预防骨质疏松吗？

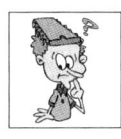

茶叶除了具有生津止渴，增进食欲，助于消化以外，还有预防骨质疏松的作用。茶叶中含有大量的氟元素。氟是骨代谢不可缺少的元素之一。适量的氟化物有利于钙、磷等矿物质沉积于骨骼上，保持骨骼的强度和硬度。如果体内缺乏氟元素，就会发生骨质疏松现象，骨骼变软，变脆，甚至会发生病理性骨折。饮茶可以补充氟元素，防止缺氟引起的骨质疏松，延缓骨质疏松的进展。因此老年人应养成饮茶的好习惯，对预防骨质疏松有着积极的作用。茶叶中乌龙茶和绿茶含氟量最高，预防骨质疏松的效果最好。茶叶中还含有大量的维生素如维生素A、B、C、D、E、K等。其

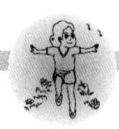

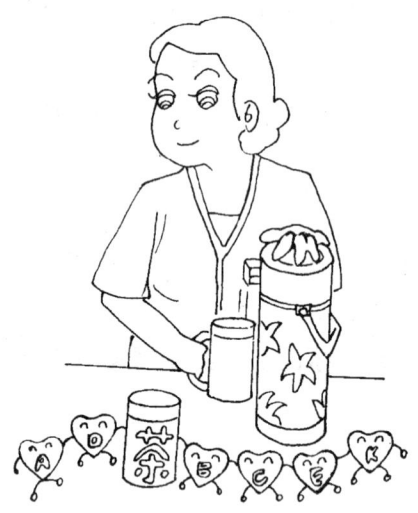

中维生素B、C等可以溶解在水里，属于水溶性维生素，而维生素A、D、E、K等只能溶解在脂质中，属于脂溶性维生素。泡茶时与骨代谢有关的维生素A、D不能溶解在茶水中，使茶水中维生素A、D含量少。所以骨质疏松患者在饮茶的同时，应注意补充维生素A和D。

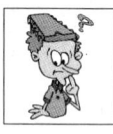

49. 服用钙剂治疗骨质疏松有哪些注意事项？

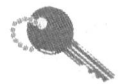

首先应选择对胃肠道刺激小的制剂。因为钙剂需要较长期的服用才能有效，所以对药物应有选择。现在市场上的活性钙，碳酸钙和葡萄糖钙服用方便，而氯化钙味道较苦，对胃肠道有一定的刺激性，不宜长期服用。其次服用钙剂应增加饮水量，以增

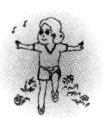

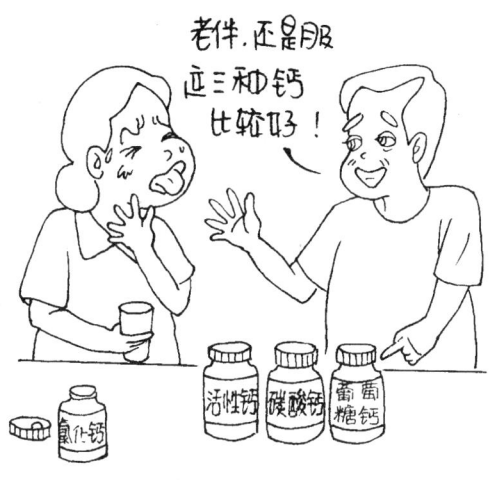

加尿量,减少泌尿系统结石的形成。因为尿中钙离子浓度过高是产生结石的原因之一。对于已存在的泌尿系统结石的患者,服用钙剂后应定期检查结石的变化。对于服用雌激素副作用较明显,有可能诱发子宫内膜癌的老年女性,可以适当地增加钙剂的补充,同时减少激素的用量,同样可以达到治疗和预防骨质疏松的目的。

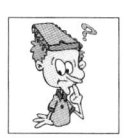

50. 什么时间补钙效果最好?

补钙的效果不但与补充的剂量有关,还与补钙的时间有关系。因为血钙的水平受到体内各种激素(如甲状腺素、甲状旁腺素等)的影响和调节,而这些激素在白天和夜晚的分泌量有所不同,因而

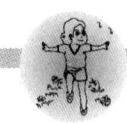

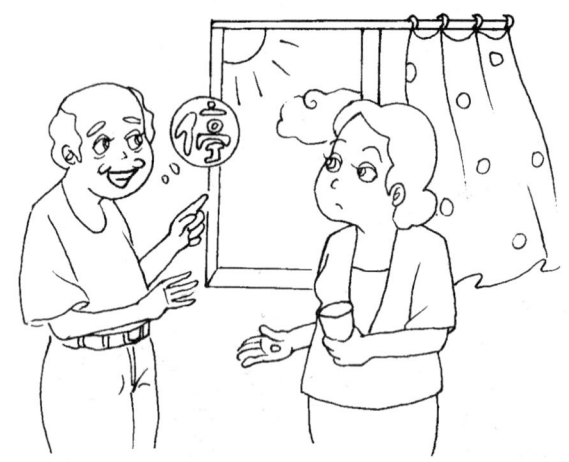

血钙的水平也不稳定,具有上下波动的特性。一般血钙在后半夜及清晨最低,白天最高。所以为了有效的发挥钙的作用,骨质疏松患者应该每晚临睡前服用一次钙剂,以便抵消夜间的低血钙,防止低血钙刺激甲状旁腺素的过度分泌,造成骨骼和骨吸收的加快而促进骨质疏松的发生。

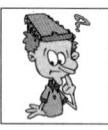

51. 有不少妇女在更年期易患感冒,上呼吸道感染,为什么?

正常情况下,呼吸系统的黏膜的自净作用及免疫系统的免疫功能可以保护个体不受外来病原微生物的侵害,胸腺组织,淋巴细胞及呼吸系统等含有雌激素的受体,并在雌激素的作用下发挥、维持保护呼吸系统的正常的功能。但随着年龄的增加,更年期

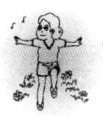

的到来，卵巢功能的衰退，雌激素水平的逐渐下降，加上衰老退行性变化会引起相应器官的组织及功能的变化。免疫功能的变化首先是对外来抗原的体液免疫能力下降，对外来抗原如细菌、病毒、真菌及原虫的抗原刺激性反应差，免疫保护作用降低。其次是局部免疫反应能力下降，即局部黏膜抗感染能力下降。呼吸道是直接与外界相通的场所，细菌病毒等微生物可以在此生存繁殖，由于黏膜的萎缩，免疫细胞功能的下降，不能进行有效的自净功能，局部抗感染功能下降，因此不能有效地抵御病原微生物的入侵，所以更年期的妇女易患感冒，上呼吸道感染。

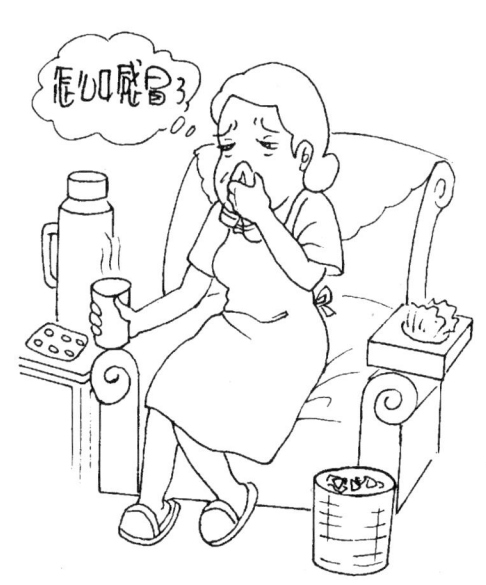

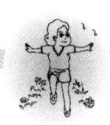

52. 妇女使用激素前是否需要进行全面体检，为什么？

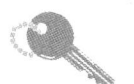

妇女使用激素替代疗法前首先应进行全面的体格检查，并通过询问病史了解有无激素替代疗法的适应证和禁忌证。因为激素替代疗法在缓解更年期综合征的各种症状的同时，也会产生以下副作用，如增加子宫内膜癌、乳腺癌、血栓性疾病的危险性，另外，患有糖尿病、高血脂症、胆石症或胰腺炎等疾病患者应用激素治疗后可能会加重原有病症或产生严重的并发症，所以使用激素治疗前应向患者解释激素替代疗法的目的、方法和可能出现的副作用，尤其是阴道出血和恶心，乳房胀，阴道分泌物增多等。如果同意接受激素替代疗法治疗，则要记录乳腺和盆腔查体结果，记录身高、体重、血压，宫颈刮片，做血常规、肝功能和肾功

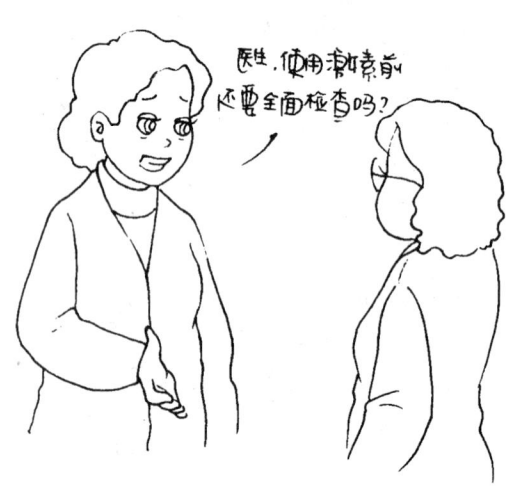

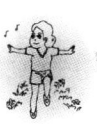

能等检查,检查结果无异常,才能开始激素替代治疗。开始替代治疗初期应1~3个月随诊1次,了解有效性及副作用,每年至少一次全面检查,包括盆腔检查,乳腺检查或扫描,宫颈刮片,血压和肝肾功能等,尤其对激素替代疗法的可能发生的副作用,要特别注意询问和检查,以便及时发现和防止副作用的发生。

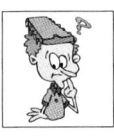 53. 更年期妇女如何安排好规律的生活节奏和生活起居?

（1）保持乐观的情绪及健康的心理,注意性格的陶冶,培养开朗、乐观的性格,遇到不称心的人或事应以宽大的胸怀去对待,以克制的精神忍耐,要善于克制更年期出现的急躁、忧郁、愤怒等不良情绪。培养广泛的兴趣,使精神有所寄托,把精力寄托在事业和爱好上,有意识的充实生活内容,积极参加各种社会活动或文体活动,开辟生活领域。

（2）养成起居有常,饮食合理的习惯,科学的安排一切日常活动,要有意志和毅力保持生活规律化,培养良好的生活习惯,早睡早起,坚持体育锻炼,注意合理的饮食搭配,不暴饮暴食,不偏食,防止摄入过多的动物脂肪、高糖高盐饮食,多食水果、蔬菜、粗粮、蛋白质丰富的食物,禁烟、酒。

（3）坚持体育锻炼和脑力劳动,经常学习与思考,改善脑的血液循环,推迟脑细胞的衰老,坚持体育锻

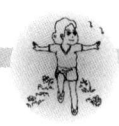

炼，使肌肉保持粗壮有力，使血液循环和新陈代谢改善，能保持灵活的动作与准确的反应。减少骨丢失，增加骨的坚固性与韧带的灵活性，运动可以增加呼吸系统、消化系统和神经系统的功能，使整个机体保持良好的状态，不易衰老。

（4）注意卫生清洁，更年期的免疫功能下降，机体的抵抗能力也随之下降，因此要注意饮食卫生，便后饭前要洗手，勤洗澡，养成每天清洗外阴和内裤的习惯。如果出现分泌物增多，外阴瘙痒的症状，应在医生的指导下及时治疗。

（5）定期接受健康检查，由于机体免疫力的下降及内分泌的改变，器官的老化，更年期各种疾病的发生率相对增加，尤其是恶性肿瘤，心血管疾病，糖尿病等，定期检查可以及早发现疾病，及时诊治。

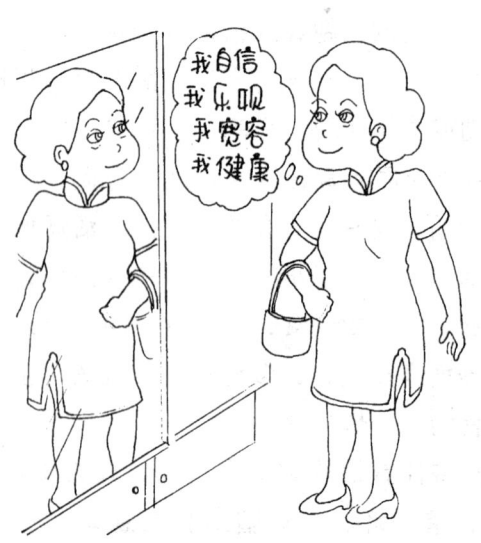

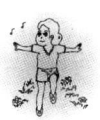

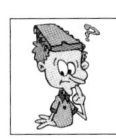

54. 更年期如何注意饮食和营养？

更年期应注意合理的饮食及营养，由于年龄的增长，身体消耗的降低容易发胖，肥胖可以导致高血脂，易患心血管疾病，胆石症等，所以应注意饮食的合理调配。饮食有节制，定量进食，不要过饱，不宜暴饮暴食。饮食结构科学合理，粗细搭配，不应偏食，荤素混食，食物应富含蛋白质、无机盐和维生素，脂肪、糖、盐要少，多食乳类、蛋类、豆类、新鲜蔬菜等健康食品。乳类食品富含蛋白质和钙，蛋类食品富含蛋白质和各种维生素，豆类食品蛋白质含量高，脂肪含量低，特别是黄豆富含雌激素，是更年期的理想食品，新鲜蔬菜富含各种维生素和纤维素，有通便作用，

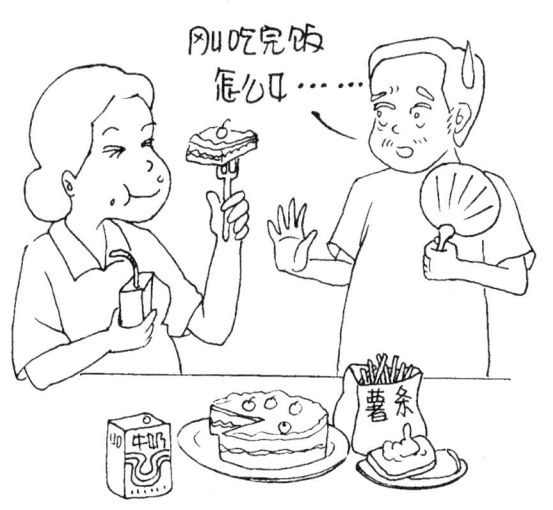

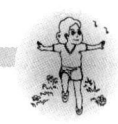

防止便秘，防止毒素由肠道进入血液。食盐的摄取每天不超过 10g 为宜，否则易引起水肿、高血压、心血管疾病。不吸烟，不酗酒，多饮水，少量饮茶，茶能利尿，降血脂，抑制肠道细菌和保持毛细血管的抵抗能力，但不宜过浓，过量，否则易导致失眠及刺激胃黏膜。

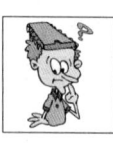

55. 更年期妇女为什么应定期体格检查？

更年期妇女处于向老年期过渡的阶段，随着年龄的增长，全身各个器官出现退行性改变，功能趋于下降，免疫系统功能的退化与衰老，使机体的强有力的防御系统抗疾病的能力下降，退行性改变的各种系统器官容易发生疾病。更年期的妇女由于卵巢功能衰

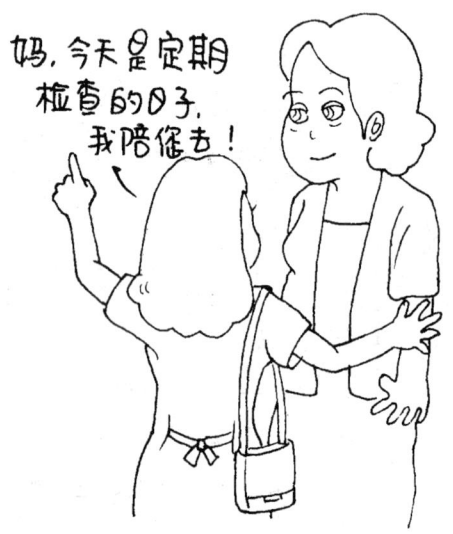

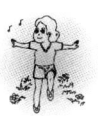

竭，退行性改变，内分泌功能失调，使机体处于一种不平衡，异常的内分泌紊乱状态，激素的失调使机体发生肿瘤的危险性增加，加上器官的老化，抗肿瘤免疫功能的下降及环境中有害物质的长期作用的积累，使肿瘤的发生率增高。因此在更年期这个特殊的阶段，应定期进行体格检查，达到提高生活质量，延长人类寿命的目的。

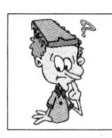 56. 更年期妇女为什么要防癌？

更年期妇女处于向老年期的过渡时期，研究资料表明，更年期是妇女常见肿瘤的高发年龄。主要原因有以下几个方面：

（1）免疫器官及免疫组织老化，免疫细胞免疫功能下降，身体对外来抗原的免疫功能降低，使机体的抗肿瘤免疫能力下降，易患各种肿瘤。

（2）年龄的增长，器官老化，代谢改变，各种器官的细胞容易出现异常的生长，易发展成为肿瘤。

（3）内分泌功能失调，更年期妇女卵巢排卵功能衰退，垂体失去反馈抑制而处于机能亢进状态，在垂体内分泌激素的过度刺激下，可促使某种肿瘤的发生。另外由于卵巢功能衰竭，不能排卵，不能分泌大量孕激素，体内雌激素失去孕激素的对抗，可以促使已存在的子宫肌瘤和乳腺肿瘤的生长加快，甚至恶化，或诱发新的肿瘤。

（4）长期的慢性刺激未及时诊治，容易发生肿瘤或

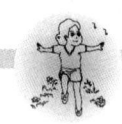

原有的肿瘤发生恶变，肿瘤的发生原因之一就是外界的不良的长期慢性刺激，这种刺激长年累月地持续存在，一直没有消除，到了更年期就容易促发肿瘤。例如宫颈糜烂不及时治疗，会由轻度向中度甚至重度发展，子宫颈部的细胞在慢性炎症的刺激下容易发生不典型性增生，进而向宫颈癌的方向发展。另外还有些良性肿瘤在年轻时就存在，由于没有症状或症状不明显而未进行及时的治疗和定期复查，随着时间的推移，肿瘤会由良性转变为恶性。因此为了预防更年期肿瘤的发生，应普及卫生知识，定期进行妇科普查，一旦发现妇科疾病，积极治疗，同时加强体育锻炼，增强体质，提高身体对肿瘤的抵抗能力。定期体检可以做到肿瘤早发现，早治疗，预后较好。

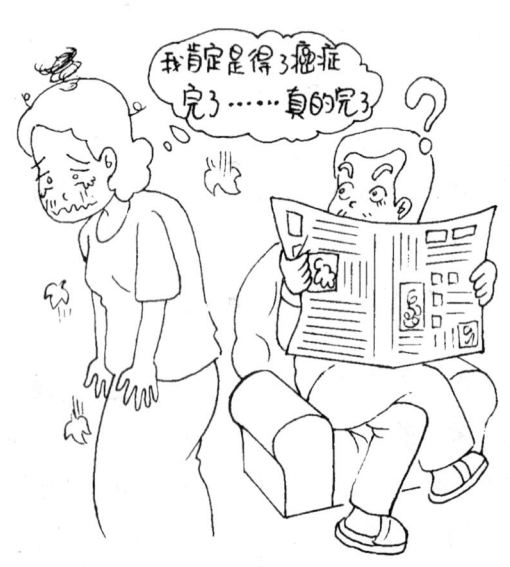

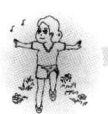

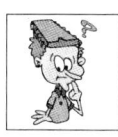

57. 妇女在更年期出现尿失禁是怎么回事？

正常情况下，膀胱底及颈部主要由盆底骨肌及其筋膜所支持。尿道被强韧的耻骨尿道韧带固定于耻骨前后，以维持其正常位置，雌激素对维持尿道位置及膀胱的张力起重要作用。随着更年期的到来，雌激素水平逐渐降低，尿道及膀胱三角区黏膜下静脉丛变细，血液供应减少。黏膜上皮层退化，尿道和膀胱的浅层上皮组织张力减退，尿道及周围盆底肌肉萎缩。膀胱及尿道的支持组织功能减弱，耻骨尿道韧带松弛，膀胱、尿道的正常位置发生改变。首先，膀胱的位置发生下移，当支持尿道的组织减弱后，尿道壁松弛，内括约肌扩张，尿道上段变成延伸的一部分膀胱，因此

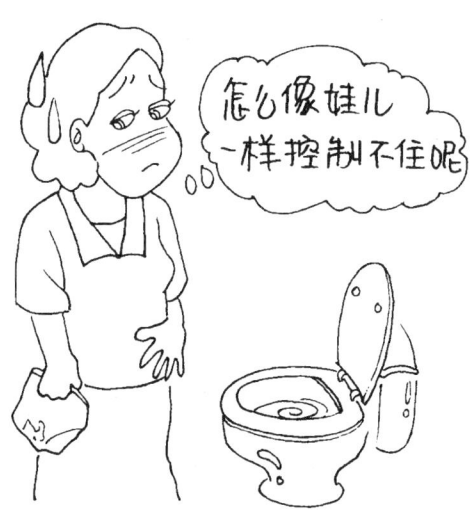

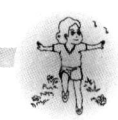

膀胱及其颈部下移，膀胱颈部呈漏斗状，患者直立时，正常的尿道膀胱角消失，此时如果突然增加腹压，压力不再平均分布在膀胱及尿道上段之间，加上尿道上段位移，尿道括约肌不再呈圆形，收缩时变为椭圆形，以致关闭不全，尿液不能控制而自动漏出。其次是膀胱及尿道解剖关系的改变，这是导致张力性尿失禁的重要原因。正常的尿道、膀胱后角是90度，张力性尿失禁时，膀胱后角消失；其次是尿道向下移位，正常的膀胱与尿道上2/3的垂直轴呈10~30度的倾斜角，张力性尿失禁患者的尿道轴倾斜角近90度，典型症状是咳嗽、打喷嚏、大笑等突然增加腹压时即可发生尿失禁。失禁前无尿意，失禁时不能控制尿液溢出，由偶发溢出极少的尿液，到全部不能控制而外溢，严重者由卧位坐起时即可发生尿失禁，不能从事重体力劳动。多产或有阴道手术分娩史或患有子宫脱垂、阴道、尿道膨出的绝经妇女，容易合并尿失禁，且症状严重。

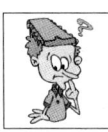

58. 患了更年期瘙痒怎么办？

皮肤是性激素的靶器官。更年期卵巢功能的衰退，性激素水平的降低，加上年龄增长所致的皮肤老化，外界环境对皮肤的损害，导致皮肤内的弹性纤维及胶原蛋白减少，弹力消失，皮肤变薄，出现皱纹。皮下皮脂腺逐渐萎缩，分泌减少，表皮干燥，失

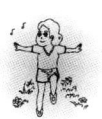

去滋润度，皮肤内小血管收缩，营养物质供应不足，色素细胞代谢及神经、内分泌及免疫功能出现衰退，常常引起皮肤瘙痒，影响生活与休息，出现瘙痒症状后可以采取以下几种防治方法：

（1）饮食以清淡为主，多吃水果与蔬菜等富含维生素 C，胡萝卜等富含维生素 A 的食物，有益于皮肤健康，尽量少吃辛辣刺激的食物。

（2）经常用温水擦洗，特别是身体皱褶处，水温不宜过热，约 24~27 摄氏度为宜。

（3）洗澡时宜用中性洗涤剂，不宜用碱性大的洗涤剂，头发可以涂抹发油保持湿润，皮肤可以涂抹护肤油防止粗糙。

（4）内衣以全棉，柔软的纺织品较好。

（5）在医生的指导下，给予适量的雌激素改善皮肤的代谢，减缓皮肤的衰老。

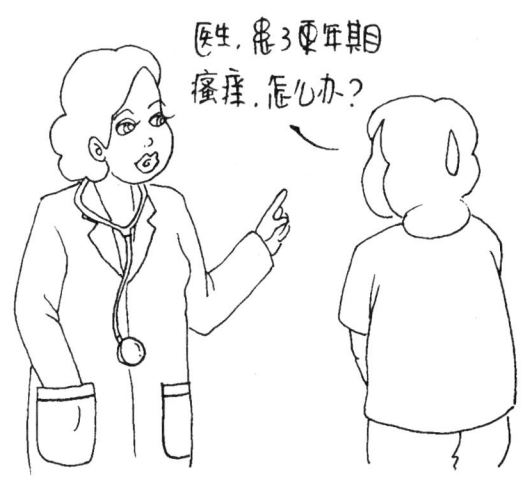

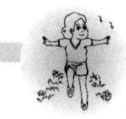

(6) 外阴瘙痒不应搔抓或用热水烫洗，应在保持皮肤清洁的条件下，按医嘱局部使用外用药如肤轻松软膏等。

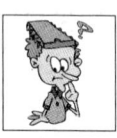

59. 体检时发现乳房肿块怎么办？

发现乳房肿块后应及时到医院就诊，向医生提供尽可能详细的病史与症状，在医生的指导与建议下进行详细的检查，确诊肿块的性质。如果发现乳房肿块的同时有乳头溢液，应配合医生采集溢液制涂片，做涂片细胞学检查，必要时应做乳腺导管造影术，有助于乳腺良性病变与乳癌的鉴别诊断。若无溢液，可以进行下列检查：

（1）透照检查：应用红外冷光强透仪透照乳腺，是乳腺癌普查筛选的方法之一。

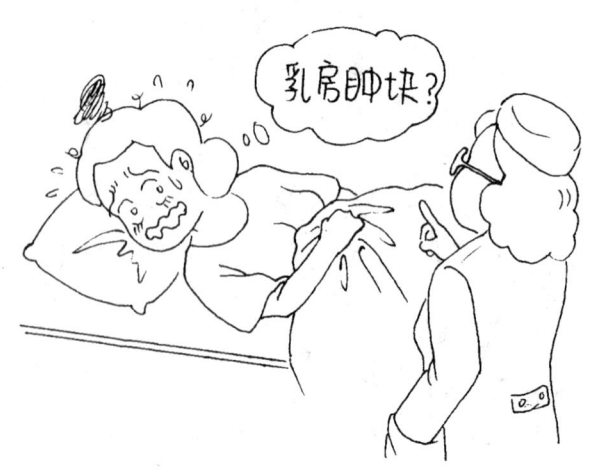

(2)热图像检查：利用乳腺癌有较多的血液供应，可产生不同于正常组织的热图像，有液晶热图像方法和红外线热图像法，热图像的检查正确率达到70%以上。

(3)X线摄影（干板和钼靶X线摄影）检查：通过X线片上显示的从胸壁到皮肤的全部乳腺结构，有助于区别乳房内的肿瘤和软组织。

(4)B超检查：是乳腺癌诊断的无痛无害的简便方法，灰阶超声由于有较高的假阳性和假阴性结果，应用有一定的限制，目前采用的彩色多普勒血流成像，通过频谱分析乳腺肿块内及周围血管数目，分布情况，血流速度等，可以鉴别良恶性肿块，其诊断乳癌的敏感性与特异性可达到95%和97%。

(5)针吸细胞学检查：利用癌细胞粘着力低，易被吸出的特点进行细胞学检查，如穿刺部位准确，阳性率可达70%~90%，但是，有时会出现假阳性或假阴性。

(6)手术活检：活组织病理学检查是在临床检查和其他检查不能确诊时，确诊乳癌最可靠的方法。但活组织检查可造成癌细胞扩散，所以必须是有经验的医生进行操作，并做好乳腺癌根治术的准备。

若为乳腺良性病变，应积极治疗的同时注意定期复查，若为乳腺癌，还应检查腋窝、锁骨上、下淋巴结，了解癌肿有否转移，并做血清碱性磷酸酶，血清钙、磷测定，雌、孕激素测定，了解乳腺癌所引起的全身影响及判断疗效和预后，积极进行手术、放疗、化疗、内分泌等综合治疗。

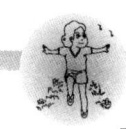
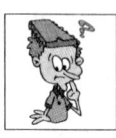

60. 为什么要进行乳腺癌的普查?

近年来乳腺癌的治疗技术不断发展与改进，但是患者的死亡率无明显降低。乳腺癌平均10年无病生存率依然停留在30%~40%之间，其中最主要的原因是初诊患者中约30%发现病变时已是乳腺癌晚期，所以失去了最好的治疗时机，很难获得较好的疗效和生存率。

目前乳腺癌的病因尚未明确，还缺乏有效的预防措施，患病以后只能采取手术，放射治疗及化学治疗等综合治疗措施。目前为止，乳腺癌治疗的成功与否取决于治疗的措施和治疗的时机。治疗时如果属于癌变早期，癌变较为局限，无远处转移，而且患者的机体免疫功能

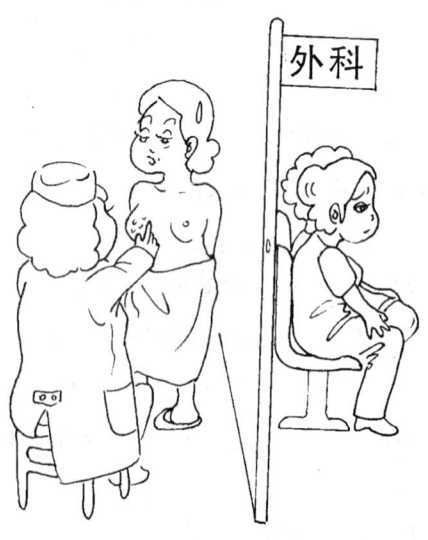

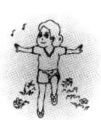

良好,采取手术治疗后治愈的可能性就大,手术后辅助其他方法进行综合治疗,生存率和生存时间会提高。如果发现病变已是晚期,并且已有远处转移,无论采取任何方法进行治疗,也不能取得满意的效果。所以对于乳腺癌的治疗重在预防、早期发现、早期诊断和治疗,才能获得良好的疗效。

乳腺癌的普查可以从无病症的妇女人群中,特别是易患人群中,发现较早期的乳腺癌病变,以期取得良好的治疗效果,从而降低乳腺癌的死亡率并提高治愈率,同时还可以进行有关乳腺癌发病因素的流行病学调查研究,从中取得有效的预防措施。

一般是把市、县地区以内25岁以上的妇女作为普查对象。先进行初查,要求做到问诊,查体,记录相结合。询问有无乳腺癌易患因素,详细询问本人病史,家族病史,婚姻状况,生育史及哺乳史,若有易患因素的群体应作为重点检查对象。检查时应仔细全面地检查两侧乳房,腋窝及锁骨上窝有无肿块或结节。检查乳房时不要遗漏乳尾的检查。同时记录下检查出的阳性体征和发现的肿块。并对初查中有可能肿块的人群进行复查,复查时应进行联合诊断,包括各种必要的诊断方法,如X线摄影,超声检查,红外线检查及细针穿刺细胞病理学检查等。如果确诊为乳腺癌,或怀疑为乳腺癌,应及时住院检查与治疗,避免延误治疗时机。普查应在制定范围及人群中每年检查一次,以便及早发现病变,避免发展成晚期才就诊,贻误治疗。

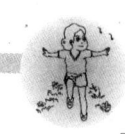

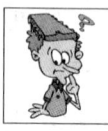

61. 得了乳腺癌乳房会有哪些变化？

乳腺癌早期时症状轻微，无明显的不适感觉，一般不会引起注意。但是了解了乳腺癌乳房会发生的局部变化后，可以加强自我保健，提高对乳腺癌的重视而争取适当的治疗时机。

一般最常见的是乳房肿块。当用手触摸乳房时，肿块一般在1cm以上，一般是单个，形态不规则，质地较硬，早期可以推动，可以不伴随疼痛或仅有轻微的胀痛。因为乳房肿块常常是渐进性增大，可以没有自觉症状，也不妨碍饮食、睡眠与工作，所以容易造成疏忽而没有及时就诊。一般初期的乳房肿块发展缓慢，如果及

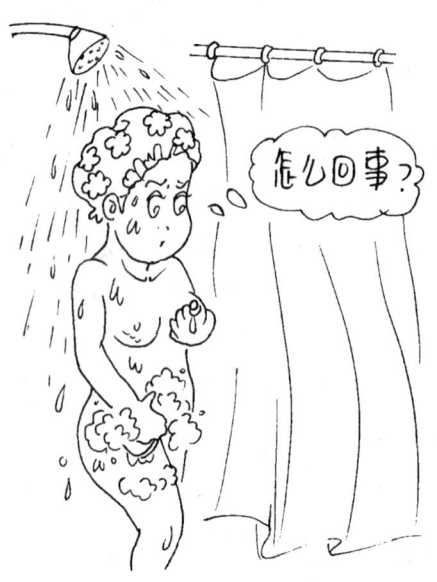

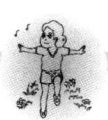

时诊治可以得到较好的治疗效果。所以提倡发现乳房肿块的患者都应及时到医院进一步检查与确诊，以便得到及时有效的治疗。

乳头溢液也是乳腺癌的信号之一，需要引起足够的注意。乳头溢液是指非哺乳期的乳房有浆液性、水性或血性的乳头分泌液溢出，患者往往在换衣服时发现内衣或胸罩上的污点。乳房的良性病变如乳头状瘤等也会出现乳头溢液的症状。约5%的乳腺癌患者有乳头溢液的症状，而且是微小乳腺癌例如导管内癌的唯一症状。因此，年龄在50岁以上的妇女，乳头溢血者约64%以上可能是乳腺癌。所以发现乳头溢液应警惕乳腺癌的可能。

还有乳头和乳房皮肤的改变也是乳腺癌的局部表现之一。当乳腺癌位于乳头或乳晕附近时，可以较早地累及乳头并与乳头粘连，引起乳头回缩，乳头偏位或固定。湿疹样癌可以引起乳头的瘙痒、皲裂和糜烂。乳腺癌早期侵犯乳房内的韧带组织使其弹性降低并缩短，造成此处的皮肤向内牵拉，皮肤外观凹陷，形成酒窝征或橘皮样改变。所以对乳头和乳房局部皮肤有上述改变不能轻视，应考虑是否为乳腺癌的局部信号。

了解了乳腺癌乳房的局部变化后，应经常对自己进行自我检查，注意有无上述的局部变化，做到早期发现，早期诊断，早期治疗，提高治愈率。

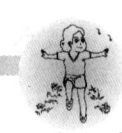

62.更年期妇女怎么预防更年期牙周病?

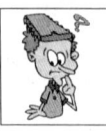

更年期女性卵巢功能逐渐衰退,卵巢激素缺乏使绝经期妇女的精神心理及躯体发生相应的退行性变化,雌激素所左右的靶器官也发生相应的退行性变化,雌激素受体除生殖器外,广泛存在于全身许多组织和器官中,皮肤骨骼中也存在雌激素受体,雌激素水平下降后,这些器官可产生功能和组织形态学的变化,缺乏雌激素可使牙龈黏膜萎缩,糜烂,牙槽骨的骨质疏松,或骨活动减弱,牙骨质沉淀减少,牙周膜的纤维密度降低。上述退行性变化常常合并牙菌斑会导致牙周组织损坏,引起牙周病,包括牙槽骨、牙周韧带、牙骨质和牙龈的病变。如牙本质过敏,牙齿邻接区缺损,牙龈萎缩,根面龋坏等等。根据以上形成牙周病的影响因素应采取下列预防和保护措施:

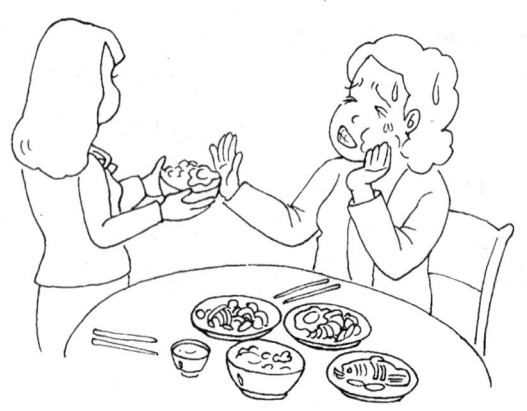

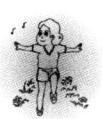

（1）采取牙龈按摩的方法防止牙龈萎缩，减轻牙龈萎缩的程度，促进牙龈的血液循环。

（2）坚持早晚刷牙，采用垂直刷牙的方法防止食物嵌塞，避免牙龈损伤。

（3）避免骨性食物或砂子硌牙引起牙折。

（4）牙齿磨损、遇冷、热刺激产生疼痛，应及时治疗，并使用脱敏牙膏或防酸牙膏，并尽量避免咀嚼油炸和坚硬的食物。

（5）注意补充钼、锌、锶、镧丰富的食物，养成不吸烟的好习惯。

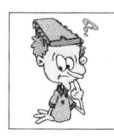

63. 绝经后再次出现阴道出血应怎么办？

绝经后阴道出血是指更年期妇女月经完全停止一年后出现的阴道出血，包括外阴、阴道和子宫出血。绝经后阴道出血的原因很多，其中生殖器炎症和非器质性因素是主要原因，其次是生殖器良、恶性肿瘤因素，特别是对于年龄大的患者，绝经时间和出血时间越长，恶性肿瘤的可能性越大，因此对绝经后再次出现阴道出血的现象应引起高度警惕，做到早期发现，早期诊断和治疗，以期得到较好的预后。为了明确绝经后出血的病因，判断病因的良、恶属性及发病部位，一经发现应进行全面而准确的检查。首先应详细地向医生提供相关病史，包括绝经的年龄，出血距绝经的年限，出血

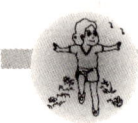

距就诊的时间,发病的年龄,出血量及时间,白带情况,宫内是否有节育器及是否伴有乳房胀痛,下腹坠胀,以往是否服用雌激素药物,药物的制剂,用量及服用方法,是否应用血管扩张剂或活血类药物。身体其他部位是否有出血现象。然后应进行全面的妇科检查,查明是否有外阴炎,尿道口息肉,阴道是否有炎症,破损及出血点,宫颈是否糜烂、萎缩,有无损伤及息肉,子宫的质地、大小,卵巢是否增大。接着应作脱落细胞学检查,有阴道脱落细胞学检查,后穹窿分泌物抽吸涂片及宫颈刮片三种方法。若刮片阳性者应进行宫颈多点活体组织检查,宫颈锥形切除病理学检查。此外B超检查可以帮助临床诊断,必要时可以分段诊断刮宫,宫腔镜检查,腹腔镜检查及内分泌测定。怀疑为血液病患者,应进行血液相关检查,总之,因人而异,采取相应合适的诊断方案快速准确地查明病因,明确诊断,制定相应的治疗方案。

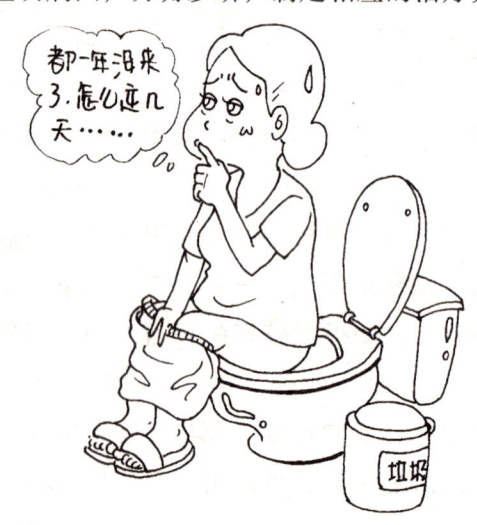

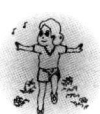

64. 更年期妇女出现不规则子宫出血怎样诊治？

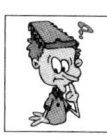

更年期妇女子宫出血有多种原因。主要是由于生殖内分泌改变，另外与甲状腺分泌异常，血液成分异常及生殖器官良、恶性肿瘤有关。生殖内分泌的改变，使更年期妇女形成无排卵性月经，子宫内膜在单一，不同量的雌激素的作用下，呈现不同的增殖状态和不同类型的异常子宫出血。甲状腺功能异常如甲状腺机能亢进或低下，均有月经过多的症状。血液成分的异常如血小板减少性紫癜，凝血因子的异常减少等也可以导致血量异常增多。此外子宫肌瘤、子宫内膜癌及卵巢肿瘤等也可导致子宫不规则出血。

发现子宫不规则出血应及时进行全面地检查并结合病史仔细鉴别诊断。首先询问病史，包括平素月经情况，出血前后有无闭经史，有无影响性腺功能的情绪冲动、恐惧及忧伤等，有无全身慢性病史如肝病或其他内分泌疾病。然后进行全身体格检查，注意有无贫血，凝血因子有无异常，血小板计数有无异常及甲状腺功能是否异常。再进行详细地妇科检查，注意排除由于生殖器肿瘤引起的出血，及与妊娠有关的异常出血等。最后进行特殊检查，通过刮宫对子宫腔包括宫颈进行病理检查，可以进一步了解子宫内膜的真实情况；通过卵巢激素的内分泌测定可以了解卵巢的内分泌状态；通过B超

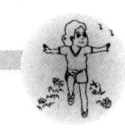

可以了解子宫内膜的厚度及排除生殖器肿瘤；通过腹腔镜可以了解盆腔诱发器质性病变，如肿瘤，炎症及子宫内膜异位症等。

在上述检查的基础上进行鉴别诊断，排除了生殖器肿瘤，全身出血性疾病，甲状腺异常及有可能发生的与妊娠有关的出血之后。并在病史，妇科检查，内膜病理结果及 B 超结果的支持下可以确诊这种不规则出血为更年期内分泌紊乱所造成的更年期失调性子宫出血，简称更年期功血。更年期功血有以下集中表现：

（1）月经周期由正常 28~30 天变为 2~3 个月或更长时间行经一次，经量可以正常或较前减少，但持续超过 10 天。或月经间隔逐渐延长至 4~5 个月甚至 6 个月来潮一次，然后则完全停止。

（2）正常的月经周期变为不定期的阴道出血，有时经期延长或持续性阴道出血，淋漓不断长达 1~2 个月不

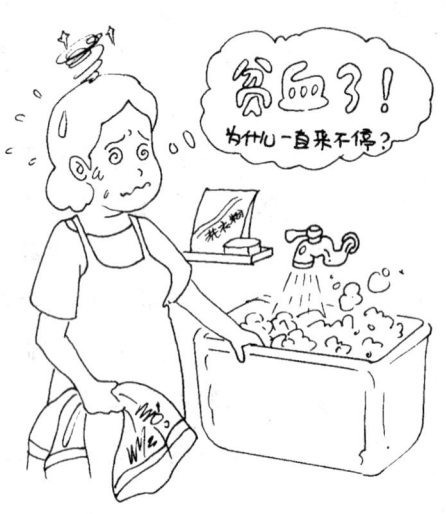

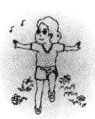

止；也可以发生大量阴道出血，患者可出现贫血，一般1~2年月经完全停止。

（3）少数妇女月经周期及经期一直正常而突然月经停止，也有的周期正常，月经量逐渐减少后停止。

对更年期功血的治疗主要是止血，防止复发，使其顺利过渡到绝经期，治疗有以下步骤：

（1）一般治疗：如果大量失血已造成贫血，应在止血的同时，及时纠正贫血，必要时输血，还可以静脉给予止血环酸，6-氨基己酸等促凝血药物，维生素K，维生素C，钙剂，铁剂等可以促进止血，此外适当活动，接受日光照射，多摄入蛋白质等可以提高身体的素质及营养状态有利于贫血的纠正。

（2）诊断性刮宫既可以明确诊断，又可以起到止血的治疗效果。

（3）性激素的应用：常用的孕激素有炔诺酮，甲孕酮等。在一定的雌激素的基础上加用孕激素使子宫内膜转变为分泌期，然后停止用药引起内膜全部脱落，成为"药物性刮宫"，如果出血量多，可以加用丙酸睾丸酮，减少出血量。雌激素使子宫内膜再生而止血，还可以增加子宫内膜组织中孕激素受体，加强孕激素的作用，应用孕激素一方面避免雌激素引起的内膜增生过度，使内膜增生修复的同时，内膜上皮及腺体呈萎缩状态；另一方面使内膜转变成分泌状态，停药后内膜脱落。一般出血量似月经量。雄激素有丙酸睾丸酮和甲基睾丸素两种，可以抑制性腺激素的分泌，增强子宫肌层和血管的

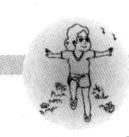

张力，减轻盆腔的充血而减少出血量，雄激素还有蛋白质合成的作用，能改善全身情况。

（4）子宫切除。对出血严重，治疗无效且反复发作或内膜活检结果为子宫内膜腺瘤型增生者应行子宫切除术。

（5）其他治疗方法还有如中医治疗，人工绝经，子宫内膜切除术及子宫内膜冷冻术等。

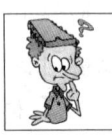

65. 更年期可以少量饮酒吗？

更年期可以少量饮啤酒，或偶尔喝点低度酒，可以促进血液循环，对身体有益处。但不宜常喝度数较高的白酒或酗酒，因为这样会影响神经系统，提高神经的兴奋性，使更年期出现的失眠症状更加

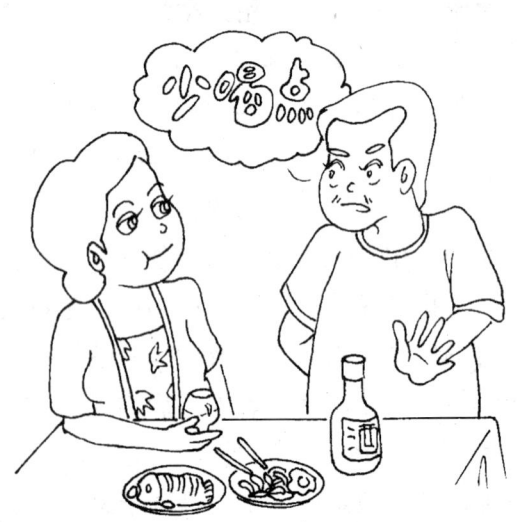

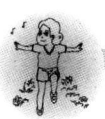

严重,影响休息和睡眠。过量的饮酒还可以影响循环系统,增加心脏的兴奋性,易导致心律失常等心血管功能异常的症状。过量饮酒影响呼吸系统,刺激呼吸中枢,严重者甚至导致呼吸中枢麻痹,呼吸停止。过量饮酒影响消化系统,刺激胃黏膜,引起消化不良、胃炎、胃出血,增加肝脏负担,引发或加重肝脏疾病等。总之,更年期饮酒应限量饮用啤酒,不应大量饮用白酒或酗酒。

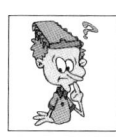

66. 更年期喝茶或咖啡有何利弊?

饮茶可以促进消化,降血脂,防癌,保护胃黏膜,抑制胃肠道细菌和保持毛细血管的抵抗力。茶和咖啡含有咖啡因,能兴奋大脑皮层、小脑和

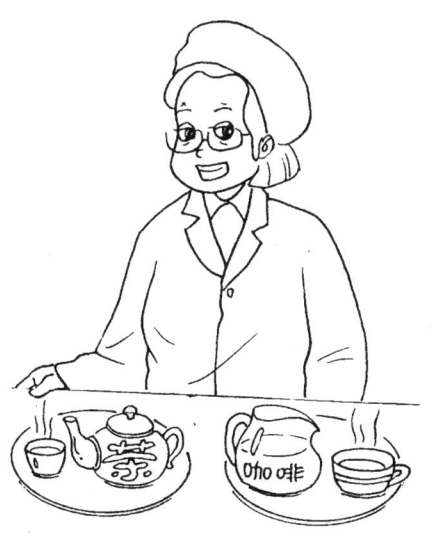

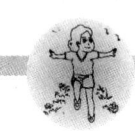

脊髓，促进血液循环，振奋精神，但不可过浓，过量。咖啡因的过度刺激可以使人过度兴奋，失眠，甚至肌肉紧张，心律不齐。新茶内的酚、醛、醇等的含量较高，对胃肠黏膜有轻微的刺激作用，多饮影响胃功能。发热时不宜饮用浓茶，茶碱能使体温增高并降低药物的降温作用。茶叶中含有一种多环芳香烃类物质，不溶于水，仅仅喝茶不会吸收，但如果吃茶叶进入体内可以致癌。空腹不宜饮浓茶，会影响胃的功能，吃饭前后应隔一段时间再饮茶，否则茶中的鞣酸与食物中的蛋白质，铁等可以发生凝集作用，影响消化道对蛋白质和铁等营养物质的吸收。所以更年期可以适量地饮茶，并注意饮茶的注意事项，对于咖啡，则尽量不饮用为好。

67. 患子宫内膜异位症的妇女绝经后会痊愈吗？

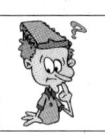

患子宫内膜异位症的妇女绝经后会痊愈。因为妇女绝经后，卵巢的内分泌功能明显衰退，激素水平特别是雌激素水平低，异位的子宫内膜不再受周期性雌孕激素的影响而发生周期性的增生和出血，缺乏性激素的维持，异位的内膜逐渐萎缩退化甚至消失痊愈。

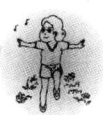

68. 患子宫肌瘤的妇女绝经后肌瘤会萎缩吗？

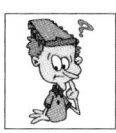

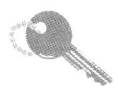 子宫肌瘤的发生可能与雌激素有关。大量的研究发现子宫肌瘤组织中雌激素受体和雌二醇含量比正常子宫肌组织高，但 17β-羟类固醇脱氢酶含量较低。所以雌二醇转变为雌醇的量减少，致使雌二醇堆积在子宫肌瘤内，说明局部异常高浓度雌激素是导致子宫肌瘤的重要原因。绝经后的妇女卵巢功能衰退，雌激素水平低落，大部分激素依赖子宫肌瘤会停止生长，甚至萎缩，消失。有一种高雄激素水平的肾上腺综合征患者发生的子宫肌瘤，发病机理正在研究，可能还有部分患者的子宫肌瘤与前面所述的局部高雌激素所致的肌瘤发病机理不同，绝经后子宫肌瘤可能不随激素水平的降低而发生萎缩。

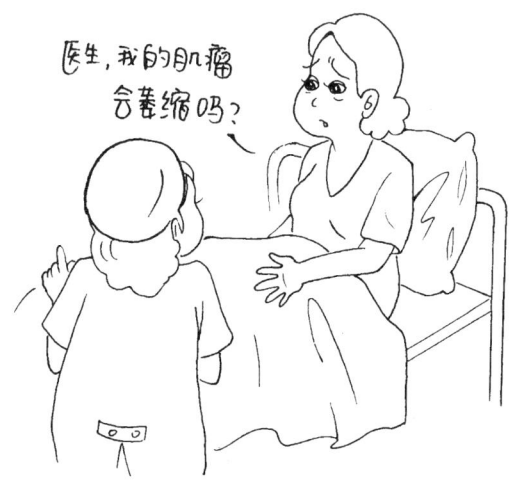

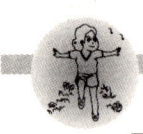

69. 如何掌握对患子宫肌瘤妇女子宫切除手术的适应证?

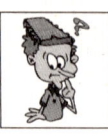
一般肌瘤小且无症状,尤其是近绝经年龄患者,因绝经后雌激素水平低落,肌瘤会发生自然萎缩,可以3~6个月随访观察,随访期间子宫肌瘤增大,症状明显时,可以进一步诊疗。肌瘤在2个月妊娠子宫大小以内,症状不明显或较轻,近绝经年龄及全身状况不能耐受手术时,不必进行手术治疗,可以给予药物治疗。若肌瘤大于2.5个月妊娠子宫大小或症状明显以致继发贫血者,需手术治疗。35岁以下未婚或已婚未生育者希望保留生育功能的患者应经腹或阴道切除肌瘤。凡肌瘤较大,症状明显,药物治疗无效,不需保留生育功能,或疑有恶变者,行子宫次全切术或子宫全切术。年龄50岁以下,卵巢外观正常者可以考虑保留卵巢。

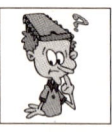

70. 如何治疗更年期综合征?

(1) 以往更年期综合征不需要药物治疗。首先应了解更年期的基本保健知识,消除不必要的顾虑和恐惧,正确而坦然地对待更年期出现的一些变化。同时注意营养平衡,多食用高蛋白、高维生素、

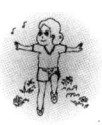

高纤维素、低盐、低糖和低脂的饮食。积极参加体育锻炼，增强体质，延缓衰老，合理安排日常生活，坚持合理规律的饮食起居。

（2）如果更年期症状较重且不能缓解，可以根据不同的症状，适当采用一些药物治疗。对于头痛、头晕、忧虑、失眠等症状可以服用傲气 2.5~5mg，每日 2~3 次口服，或眠而通 100~400mg，每日 2~3 次口服。这些药物有镇定，催眠的作用。也可以口服谷维素 10~20mg，每日 3 次，能够调节植物神经。还可以补充维生素 B_6，复合维生素 B、维生素 E 及维生素 A 等。

（3）另外，还有一些患者出现下列情况应在医生的指导下使用激素替代治疗，如人工绝经和早发更年期妇女有症状；与激素直接关系的尿道或阴道炎经一般治疗效果不佳；更年期症状严重或绝经后迅速衰老有脂肪代谢障碍和骨质疏松等，但必须排除使用激素的禁忌证后

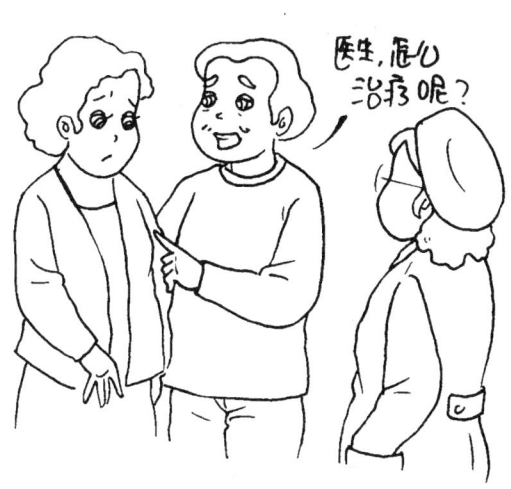

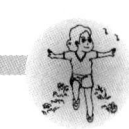

才可使用。激素替代治疗分雌激素、孕激素和雄激素三类,对于不同的患者有不同的使用剂量和用药方案,而且必须定期随诊和复查。

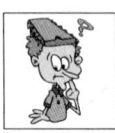

71. 激素替代治疗是怎么回事?

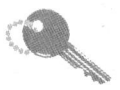

激素替代治疗的目的是通过外源性补充以雌激素为主的性激素,尽可能地使绝经后的妇女体内器官功能生理性地正常运行,缓解更年期综合征所带来的不适与痛苦,提高生活质量。补充的性激素有三类,分别是雌激素、孕激素和雄激素。绝经后的女性健康不需要孕激素,并且可以自发地产生雄激素,所以绝经后主要是补充雌激素。但是绝经后的妇女需要长期地补充雌激素,雌激素长期服用有一定的副作用,主要是刺激子宫内膜细胞异常增生,进而有发展成子宫内膜癌的危险,其次可能会诱导个别妇女发生乳腺癌。孕激素具有对抗雌激素对子宫内膜的促增殖作用,所以主张有子宫的妇女,在应用雌激素的同时最好加用孕激素对抗雌激素的不良副作用。但是孕激素可以引起撤退性出血,而且可能会降低雌激素对心脏的保护作用及对老年痴呆的疗效,还能产生乳胀、恶心或抑郁等症状,这些副作用与孕激素的种类、剂量和用药时间有关。雄激素可以促进蛋白质的合成,减轻骨的丢失,提高基础代谢率,充沛精力,唤起性欲,对绝经前的功能性子宫出血

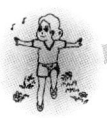

有较好的治疗效果，可以减少出血量。另外，对于失眠，心烦意乱等症状也有一定的疗效。

雌激素分天然型和人工合成型两大类。前者主要有雌二醇、雌三醇、戊酸雌二醇，结合雌激素（倍美力）。后者主要有己烯雌酚、乙炔雌二醇、乙炔雌三醇环戊醚（尼尔雌醇、维尼安）。天然雌激素与人工合成雌激素比较，对肝脏的影响较小，而且便于监测体内的雌激素水平，为调整用药剂量提供客观依据。因此主张尽量选用天然雌激素，而且争取使用控制症状的最小剂量，并定期重新估计和调整使用剂量。孕激素也分为天然型和人工合成型两种。天然型包括孕酮，人工合成型包括醋酸甲孕酮（安宫黄体酮）、醋酸甲地孕酮（妇宁片）、醋酸环丙孕酮、炔诺酮（妇康片）、左旋18-甲炔诺酮等。雄激素按结构也分为天然型和合成型两类。前者有睾酮、雄烯二酮、双氢睾酮、去氢睾酮，后者常用甲基睾

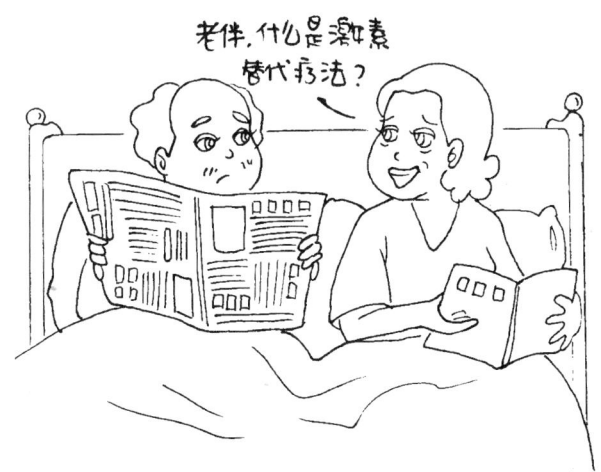

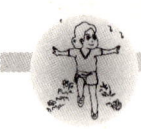

酮片。此外还有一种具有雌、孕、雄三种激素活性的药物如力维爱。

性激素可以制成不同的制剂类型，通过不同的途径使用，因此在体内产生的血浓度可以不同。口服以片剂为主；非肠道制剂有皮贴、皮埋片、涂抹胶；经阴道有霜剂、栓剂、硅胶环及盐悬浮剂；宫腔内可放置环；肌肉注射有油剂；经鼻有喷剂等。

激素补充治疗的方法有以下几种：

（1）单用雌激素：适用于已切除子宫，不需要保护子宫内膜的妇女。有子宫的妇女单用雌激素应严密监测子宫内膜。

（2）单用孕激素：有周期性及连续性两种。前者多用于绝经过渡期，可以改善卵巢衰退过程中伴随产生的症状。后者可以短期用于绝经后症状重，需要补充激素而又对使用雌激素有禁忌者。

（3）合用雌、孕激素：适用于有完整子宫的妇女。合用孕激素的目的是对抗雌激素的副作用，增进骨骼健康。合用可分为序贯合用和联合并用两种方案。序贯合用模拟生理周期，用雌激素的基础上每月加用孕激素10~14天。联合并用是每日合并使用雌、孕激素。序贯合用与联合并用又分别派生出周期性和连续性两种方法。周期性即每月停用药4~6日，连续性即每日都用，不停顿。序贯法与周期性联合法中常有周期性出血，属于药物撤退性出血，适合于年龄较轻，绝经早期或愿意有周期性出血的妇女。连续联合的方案可以避免周期性出血，使用于年龄较大或不愿意有周期性出血的妇女。但在用药早期，特别是用药的前6个月内，可能会发生计划与预料外的不规则出血。

（4）合用雌、雄激素：使用于不需要保护子宫内膜的妇女，加用雄激素的目的主要是促进蛋白质合成，增强肌肉力量，增加骨密度。

（5）合用雌、孕、雄激素：适用于有子宫内膜，需要加用雄激素的患者。

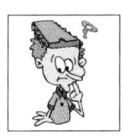

72. 服用替代疗法后会有哪些利弊？

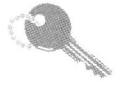
激素替代疗法是预防与治疗更年期综合征的有效方法。

（1）激素替代疗法可以缓解围绝经期症状，如潮热、烦躁、性急、失眠和乏力等的效果较明显。许多接受激素替代疗法的妇女可保持充沛的精力，提高工作效率等。

（2）激素替代疗法可以减轻泌尿生殖器官萎缩，接受激素替代疗法的妇女，子宫萎缩的速度明显减缓，治疗老年性阴道炎，改善老年人的性生活，应力性尿失禁的症状减轻，防治反复发作的绝经后泌尿系感染。

（3）激素替代疗法可以减少心血管疾病的发病率和死亡率，使平均寿命延长，可以改善血脂，增强心肌及动脉壁的功能。

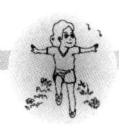

（4）激素替代疗法还可以防治绝经后骨质疏松症。

但替代疗法治疗更年期的同时，还存在一些副作用：

（1）增加子宫内膜癌发生的危险：这主要是雌激素影响的结果，雌、孕激素联合应用可以减少子宫内膜癌的发生率，因此可以认为雌激素引起的子宫内膜癌的危险性可以加用孕激素消除。

（2）血栓性疾病的发病危险性：多数人认为既往口服避孕药会减少抗凝血酶Ⅲ和纤溶酶原而易导致血栓，所以血栓性疾病为激素替代疗法的禁忌证，不过研究表明引起血栓者大多与合成雌激素有关，天然雌激素对凝血因子的影响不清楚，有血栓病史的人应慎用。

（3）激素替代疗法与乳腺癌的关系尚有争议，研究表明，雌激素与乳腺癌的危险性关系与用药时间的长短及剂量大小，药物的类型及使用方法有明显关系，孕激素促进乳腺腺管上皮的增生，对乳腺癌缺乏有益

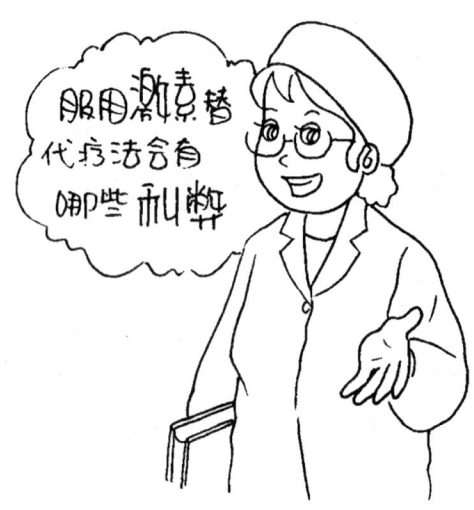

的影响。有乳腺良性病史的女性,激素替代疗法不增加乳腺癌的发病风险,而有乳癌病史者,危险性明显增加,乳癌家族史的女性,激素替代疗法是有风险的,因此激素替代治疗中应注意对乳腺的监查,及早发现病变。

(4) 激素替代疗法可能增加胆石症的形成。

综上所述,激素替代疗法既存在有益的作用,也存在可能的副作用,但综合评价显示激素替代疗法不仅可以提高生活质量,还可以延长寿命,接受替代疗法的妇女能够在严密随诊和监查的条件下治疗,是可以预防替代治疗的副作用的发生的。因此,替代疗法利大于弊,应该提倡并按正确的方法进行,并在医生的指导和严格随访下进行。

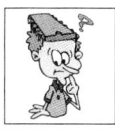

73. 服用替代疗法时会出现乳房胀现象,是否正常?

部分女性应用替代疗法时出现乳房胀,甚至感觉疼痛,这与替代疗法中补充的雌、孕激素有关。正常情况下,乳腺组织的生长、发育主要依赖于内源性雌、孕激素,雌激素促使乳腺腺管发育,孕激素促使乳腺腺泡发育。有研究发现黄体期的乳腺细胞有丝分裂活动增加,替代疗法中的雌孕激素促使乳腺腺管及腺泡发育的同时也会使乳腺间质充血、水肿,导致乳房痛或乳房肿胀,乳头痛。治疗期间出现乳房胀痛应作

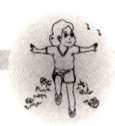

乳房检查，除外器质性病变。如果未发现乳腺器质性病变，可以减少雌激素的用量或使用较低雌激素活性的药物，或改变孕激素制剂的种类后适当加用安体舒通或止痛剂也有疗效。若只有乳房胀而疼痛不明显，应测定血泌乳素水平。激素替代治疗期间应定期进行包括乳腺在内的全身检查，重点在于及早预防与发现激素治疗的副作用，若激素补充治疗≥5年更应加强乳癌的防治。但是激素替代治疗对乳腺癌发病风险的研究无明确结论。另有报道应用激素补充治疗后乳腺癌预后较好，这与早期发现，及时治疗有关。因为顾虑乳腺癌而拒绝接受激素治疗的态度是不可取的，正确而积极的态度是应该在接受替代治疗的同时严格定期检查与随访，一旦发现异常，及时治疗。

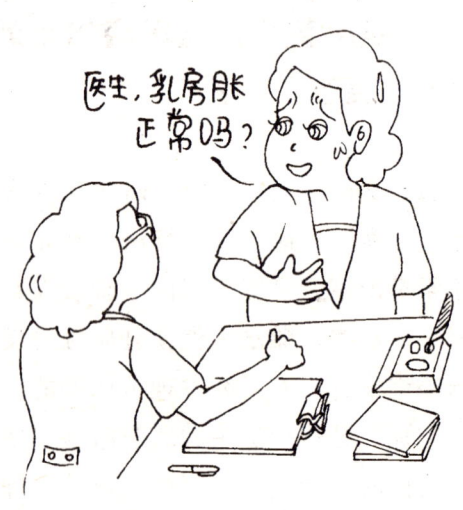

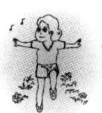

74. 激素替代疗法会增加妇女恶性肿瘤的发生率吗?

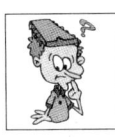
激素替代疗法在缓解更年期综合征的同时,会对重要的靶器官如子宫内膜、乳腺等产生一定的影响,但是否会增加妇女恶性肿瘤的发生率一直是人们关心的问题。为此作了多方面的研究与调查,结果如下。

在使用雌激素替代治疗者中,子宫内膜癌的相对危险性增高4~7倍或每年增加的绝对危险性是0.1%~1%,但是这个数字可以在同一妇女中因激素替代治疗得到预防冠心病的好处相抵消,并且由于接受激素治疗时医生和病人都提高了对子宫内膜癌的警惕性。一旦发生阴道出血现象,立即诊断并治疗,能及早发现并及时彻底治疗,因此使用激素治疗所发现的子宫内膜癌与未接受激

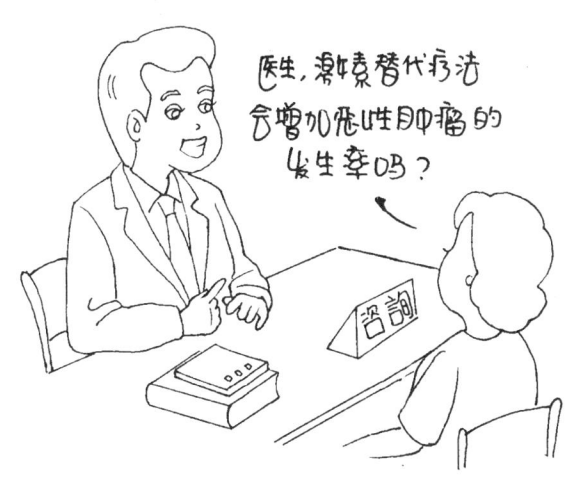

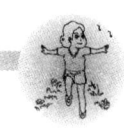

素治疗者相比较，多为早期的和恶性度较低的病例，其5年生存率为92%，而未用激素治疗患子宫内膜癌患者的5年生存率为68%。子宫内膜癌的发生率的高低与用雌激素的剂量及使用时间的长短有关，大量使用超过3年半者比少于3年半者发生率高，每个月有4~5天不用雌激素也可以降低雌激素致癌的危险性。

后来的激素替代治疗中加用了孕激素。孕激素能将增生的子宫内膜转变为分泌期内膜，并按时脱落，形成撤退性出血，甚至能使已有某种程度分化的肿瘤发生退化。有研究证明雌激素和孕激素联合应用，雌激素引起子宫内膜癌的危险可以加用孕激素来消除，雌孕激素治疗可以减少子宫内膜癌的发生率，降低到和不用雌激素的病人发生率一样，但孕激素使用的时间应不少于10天。

激素替代治疗与乳腺癌的关系各家研究的结果不一致。总的意见是：卵巢完好者用大量结合雌激素（总量超过150mg）与未用雌激素者相比，能提高乳腺癌发生率2.5倍，对已切除卵巢者无此作用。使用雌激素15年以上65~79岁的妇女患乳腺癌的危险性增加2%。良性乳腺疾患的妇女使用激素替代治疗后，乳腺癌的发病率不增加，但应随诊，若随诊中发现乳腺癌，则应停药。乳腺癌的晚期并有严重的围绝经期症状，从提高生命质量的角度考虑，激素替代治疗不是禁忌，有乳腺癌家族史的妇女使用激素治疗有风险，应慎用。也有研究发现，使用激素替代治疗期间发生的乳腺癌，其预后好于未用激素替代治疗而发生的乳腺癌。加用孕激素不能有

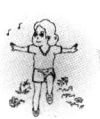

助于减少乳腺癌。迄今为止,没有任何研究表明激素替代治疗会增加外阴、阴道、宫颈和卵巢的肿瘤,激素替代治疗可以促进子宫肌瘤生长,但不会导致恶变。没有证据表明,激素替代治疗会增加其他部位的恶性肿瘤。

因此激素替代治疗不仅可以提高生命质量,更可以延长寿命,减少心血管疾病的发生。绝经后妇女死于心血管疾病的几率远远高于死于子宫内膜癌和乳腺癌患者,而且这种差别随年龄增长而加大,虽然激素替代治疗可能增加患子宫内膜癌与乳腺癌的危险性,但这种危险性较小,另外激素替代治疗对预防心血管疾病和骨质疏松方面的好处远远超过对子宫内膜癌和乳腺癌的危险性。在医生的指导下,适当用药,定期随诊,激素替代治疗导致妇女恶性肿瘤的发病危险性是可以降低或避免的。

75. 是不是所有的妇女都适合使用激素替代疗法?

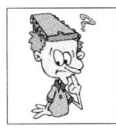

更年期综合征是由于卵巢功能衰退所引起,理论上补充激素即激素替代疗法取得很好的疗效,国内外不少报道认为激素治疗有下列优点:可以明显改善绝经前后的心血管症状(如潮热、盗汗)和精神情绪症状(如躁狂、抑郁等),可以延缓衰老的进程,消除老年性阴道炎、尿道炎,减慢骨丢失和动脉粥样硬化的进展,但长期服用激素可以有下列不利影响和副作用:间断性子宫出血,白带增多,乳房胀痛,水潴留,

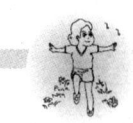

体重增加,胃肠道反应,血压升高,另外增加子宫内膜癌、乳腺癌、血栓等疾病的危险性。因此激素替代疗法存在有益的作用和可能发生的副作用。但对于改善绝大多数妇女的生活质量的作用是无可非议的,而且研究证明激素替代疗法可以延长寿命。鉴于激素替代疗法的不利影响与可能发生的副作用,并不是所有的妇女都适合激素替代疗法,需要补充激素的指征为:①人工绝经/早发绝经妇女有症状者;②与雌激素有直接关系的阴道炎和尿道炎,经一般抗生素治疗无效者;③绝经后老化现象发展迅速者;④绝经后骨骼疼痛明显,骨质丢失较快者,或并发因骨质疏松引起的骨折者;⑤更年期综合征症状严重者;⑥配偶双方性生活有需要者。但必须没有激素替代疗法的禁忌证,如与性激素有关的肿瘤、血栓性疾病、严重的心血管疾病,急性肝病等,激素替代疗法可能会加重这些疾病或导致严重的并发症。所以一定要排除激素替代疗法的禁忌证后适当的给予激素治疗,治疗过程中应严密随访,全面复查,控制与预防各种副

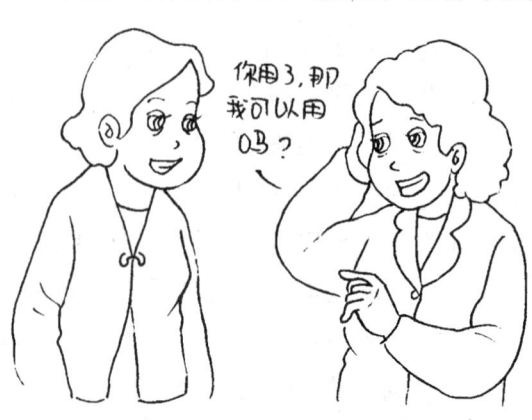

作用及并发症的发生。激素替代疗法的原则是在绝经妇女排除使用的禁忌证后尽早接受激素替代治疗，不宜等待骨质疏松症，心肌病或其他器质性病变出现后才开始治疗，预防性激素替代疗法比治疗性激素替代法疗效好。

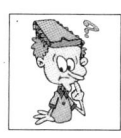

76. 哪些妇女不能使用激素替代疗法？

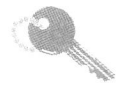

激素替代疗法的绝对禁忌证有以下几种，患有下列病症的妇女不能使用激素替代疗法，如新近患心梗死、近期脑血管意外、急性肝病、肾功能不全、乳腺癌、子宫内膜癌、复发性急性和慢性血栓病、不明原因性阴道出血等。激素替代疗法的相对禁忌证有以下几种，患有下列疾病的妇女不宜使用激素替代疗法：严重的缺血性心肌病、高脂血症、高血压、慢性肝病、胆囊炎、糖尿病、胰腺炎、偏头疼，癫痫和子宫肌瘤等疾病。

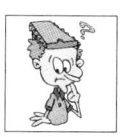

77. 服用激素替代治疗后出现阴道出血是否必须停止使用？

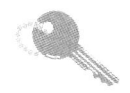

应用激素替代治疗后子宫内膜出血是一个不能避免的问题。应用雌孕激素周期性治疗，停药后的撤退性出血约为 50%~85%，若作序贯法治疗，出血几率更高。一般在治疗期的头 3 个月易发生。雌孕

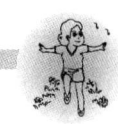

激素联合治疗，开始治疗的头3个月出血率约35%~60%，这种出血是由于药物的作用而引起的。特别是雌孕激素序贯治疗中，撤退出血是防止子宫内膜在雌激素的作用下无限制增生，甚至发生恶变的必要用药原则。对于已排除内膜病变而进行激素治疗的更年期患者来说，这不是病态，是激素替代治疗中出现的不可避免的药物作用，因此不必害怕，也不必停止使用。但治疗3~4个月应作子宫内膜活组织检查。若反复出现不规则大量出血，则应立即作内膜活检，明确是否子宫内膜发生病变。若出现增生过长或不典型性增生，应停药。若排除这些不良病变，可以调整激素的用量，而不必停止使用。一般激素替代治疗是在医生的监测下使用的，治疗3~4个月期间，治疗4个月以上及停止使用一年左右都应作子宫内膜的检查，以便及时了解内膜的情况及药物对内膜的影响。所以在整个激素治疗前后期间，医生要及时地监测子宫内膜的变化，出现阴道出血应立即详

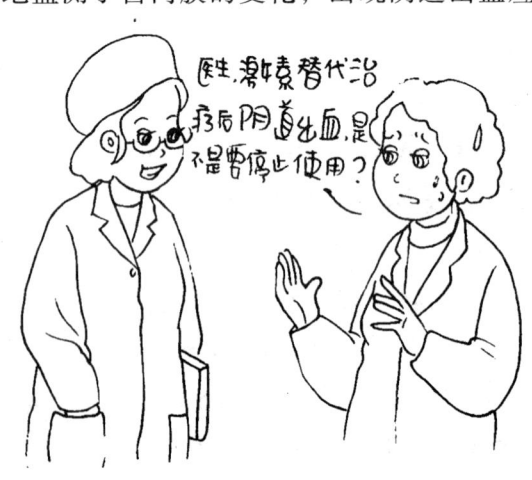

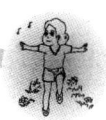

细检查,排除不良病变后不必停止使用药物,可以调整使用的剂量及用药方案。

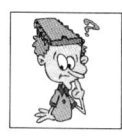

78. 对进入老年期的妇女还可以使用激素替代治疗吗?

激素替代治疗可以缓解围绝经期及老年期血管动力学障碍产生的潮热、出汗、头晕、心悸,改善神经系统功能,减轻失眠、情绪激动和记忆力减退。提高社会适应能力及工作能力,减少老年妇女早老性痴呆发病率约30%;减少严重心血管疾病约50%~63%;脑血管意外下降30%;应用雌激素能有效防止及减慢骨质疏松症,降低骨折发生率50%;改善生殖系统萎缩;增加阴道血液循环及润滑作用;治疗老年性阴道炎;使性交痛得以好转或治愈。因此激素替代治疗可以改善各个系统的功能,提高生活质量,延缓衰老。虽然

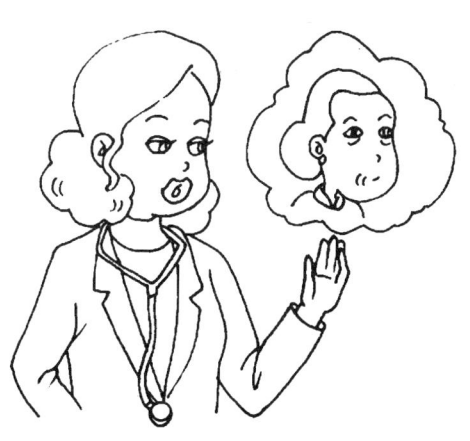

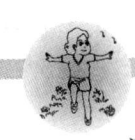

激素替代治疗可能出现子宫内膜癌或乳腺癌的危险性，但在医生严密的随访与复查的过程中可以及时诊治，并防止继续发展。所以老年期妇女是可以使用激素替代治疗的。

在进行激素替代治疗前，一定要排除使用激素的禁忌证，用药前应进行体格检查，了解病史，检查体重、血压、心电图、肝功能、肾功能、血糖、血脂、乳腺、内生殖器及宫颈刮片等。用药后应定期随诊，每年复查上述项目一次，重点观察血脂、胆道结石、乳腺、卵巢及子宫新生物情况。

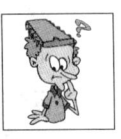

79. 处于更年期的妇女还需要避孕吗？

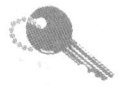

更年期包括绝经前期、绝经期及绝经后期，绝经前期开始于45岁左右，持续3~5年，进入绝经期，绝经后期一般持续6~8年。整个更年期的持续时间因人而异，历时8~12年。由于卵巢内分泌的功能是一个逐渐衰退的过程，并有个体多方面的差异，在卵巢功能衰退的过程中会发生不规则的排卵，可能仍具有受孕的能力，另外由于绝经前期卵巢内的卵母细胞处于分裂前期，静止的时间已达数十年之久，染色体异常的发生率上升，胎儿畸形率增加，因此处于更年期的妇女仍需要避孕，一方面减少因意外妊娠而造成的人工流产的痛苦，另一方面应防止畸形胎儿的发生。

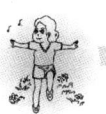

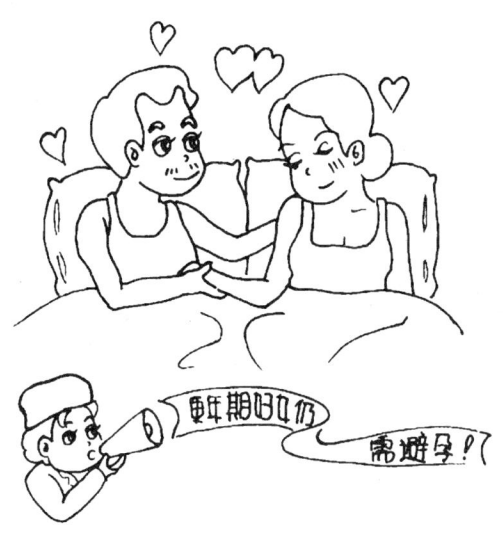

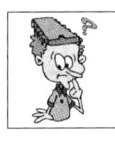
80. 使用宫内节育器的妇女在月经紊乱时需要取出吗？

使用节育器的妇女在月经紊乱时，不必立即取出节育器。因为月经紊乱时可能会出现不规则的排卵，也就有可能发生意外妊娠，另外排出的卵细胞因分裂前期静止时间达几十年，染色体异常的发生率上升，受孕后胎儿畸形率可因此而升高，所以还需采用有效的避孕措施。因此若无严重的并发症，可以在绝经半年至一年内取出，以便有效地防止意外妊娠。若出现严重的出血、贫血、腰腹酸疼等并发症时，应立即取出宫内节育器，然后进一步检查。鉴别宫内节育器原

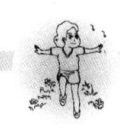

更年期保健

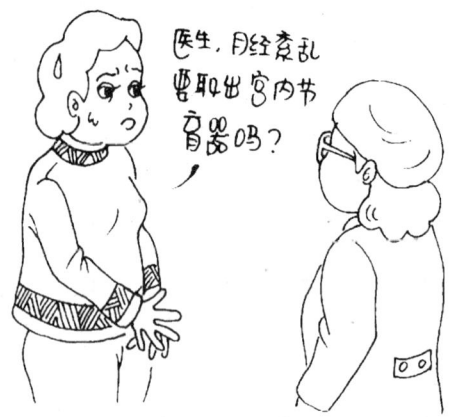

因，子宫内膜病变，卵巢功能衰退或其他病变引起的出血，查找出确凿原因，及时对症治疗，防止误诊与延误病情。

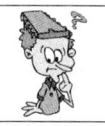

81. 为什么40岁以后的妇女不宜再使用甾体类避孕措施？

40岁的女性逐渐进入更年期，并向老年期过渡，卵巢功能逐渐衰退，激素水平发生变化，雌激素受体除生殖器外，广泛存在于全身许多组织及器官中，所以随着雌激素水平的降低，这些组织与器官会出现组织形态及功能的变化，身体各个器官的生理功能也出现随年龄增长而逐渐衰退的生理现象。上述因素会使处于这一年龄阶段的女性好发许多疾病如糖代谢紊乱而出现的糖尿病，脂代谢紊乱而出现的高脂血症、高血压、动脉粥样硬化、血栓性疾病，免疫功能的降低

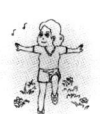

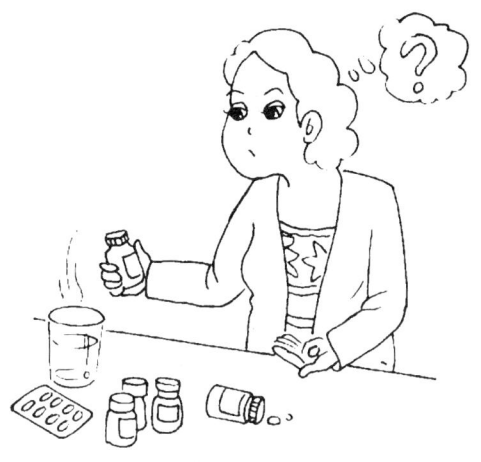

易于出现感染、肿瘤等，甾体类避孕药能增加肝脏的负担，影响糖类及脂类的代谢，影响凝血过程。另外雌激素与乳腺癌，子宫内膜癌及宫颈癌的发生有一定的相关性，所以40岁的女性不宜使用甾体类避孕药，以免上述病症的发生及加重。长期服用甾体类激素会诱发或加重上述病症的发生。

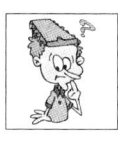

82. 月经过多的妇女应采取何种避孕方法？现在市场上可推荐的方法有哪些？

月经过多的妇女可以采取短效口服避孕药、长效口服避孕药、皮下埋植、长效激素避孕针，阴道环或释放孕激素的宫内节育器，现在市场上可推荐的方法有含18-甲炔诺酮的宫内节育器、口服避药如妈富隆、长效避孕针如醋酸甲地孕酮及含 18-甲炔诺酮皮下埋植剂等。

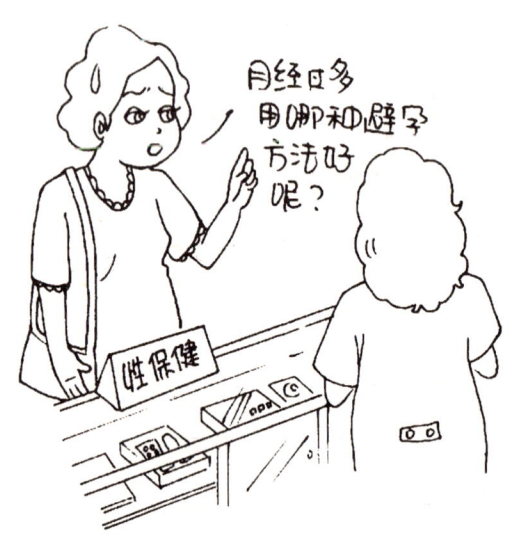

83. 更年期妇女为什么不宜采用安全期避孕？

安全期避孕适合于月经规律的女性。更年期妇女卵巢功能逐渐衰竭，内分泌功能趋于紊乱，没有规律的排卵和月经周期，因此无法准确地计算与推测排卵日期，不能区别安全期及危险期，因此更年期妇女不宜使用安全期避孕。

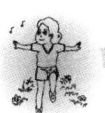

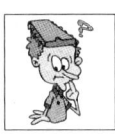
84. 使用工具避孕的更年期妇女因阴道干燥发生性交困难有何办法？

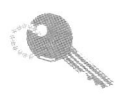
更年期妇女阴道干燥，在使用工具避孕的时候往往会发生局部疼痛不适，性交困难，采用下列方法可以避免上述不适症状：

（1）采用润滑阴道的湿润性外涂硅油的避孕套，性生活时可以起到润滑阴道的作用。

（2）性生活前在避孕套外涂抹避孕药膏或将药膏注入阴道深部，因药膏内含甘油，可以起到润滑的作用。

（3）性生活时单独使用避孕药栓或避孕膏可同时起到润滑与避孕作用。

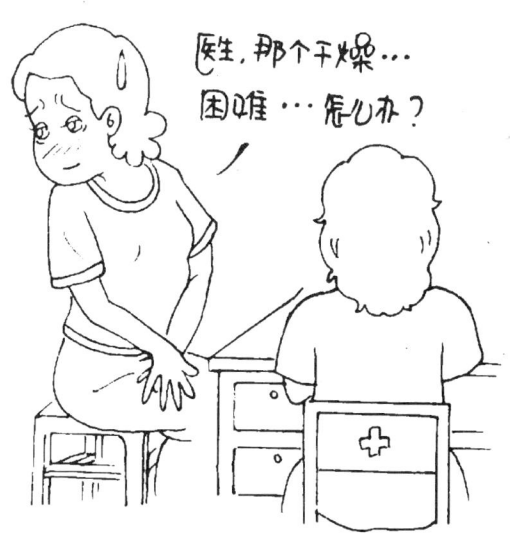

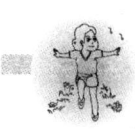

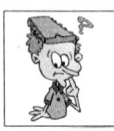
85. 外用避孕药（片）对哪些妇女不适用？

外用避孕药（片）对下列妇女不适用：

（1）急性或亚急性宫颈炎，阴道炎患者应治愈后适用。

（2）阴道过度松弛，会阴重度撕裂，子宫中度以上脱垂者不宜使用。

（3）对杀精剂或其附加剂如泡沫、胶冻、乳胶或片剂有过敏现象者不宜使用。

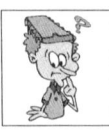
86. 外用避孕药（片）可供哪些妇女使用？

无使用外用避孕药（片）禁忌证的育龄妇女，尤其适合患慢性心、肝、肾等疾病，哺乳期妇女或避孕药有禁忌者，更年期妇女等。

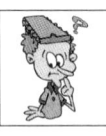
87. 妇女更年期出现的健忘是大脑发生退变吗？

女性更年期后大脑功能有一定的变化，由于性激素的缺乏可能使这一变化加重。主要表现为神经元的丧失，神经元是大脑各个功能区的主要组

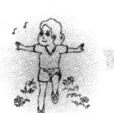

成细胞。各不同的功能区负责不同的功能，如海马区负责学习和记忆；大脑额叶负责说话、运动；大脑顶叶负责语言、触觉、痛觉、温觉；杏仁核负责情感控制等等。神经元的损伤，使上述功能部分或全部丧失，造成神经元损伤的因素有多种：如年龄老化所致的细胞代谢异常，精神压力，营养缺乏，血管舒缩异常，头部外伤，遗传因素，血液供应障碍，废用性等。另外，雌激素缺乏是更年期影响大脑功能一个重要的因素。因为正常情况下，雌激素在中枢神经系统中与生长因子和促生长因子共同促进神经元间的突触连接，形成通路。更年期雌激素下降后，下丘脑边缘系统的神经递质分泌发生变化，β-内啡肽和多巴胺活性下降，去甲肾上腺素活性增强，5-羟色胺分泌受损，这些变化除引起绝经早期症

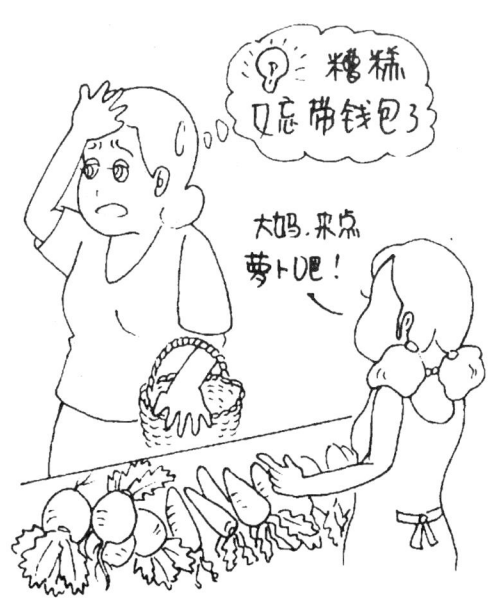

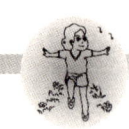

状如潮热、盗汗，中期泌尿系统及生殖系统萎缩外，晚期还可引起神经症状及记忆力减退，导致早老性痴呆（阿尔茨海默病）。因此更年期的妇女出现健忘是由于老龄，精神压力，雌激素缺乏等综合因素导致大脑功能衰退的一种表现。

88. 中老年人易患白内障是怎么回事？

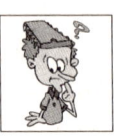

首先讲讲眼球的构造与原理。眼球最前面的称为角膜，角膜是透明而清亮的膜。角膜后面是眼的前房，前房的房水就是在这里循环流动的。前房的后面是瞳孔，瞳孔后面是晶状体（即透镜）。晶状体的周围有像线一样的东西（晶状体悬韧带），附着在肌肉上，可以收缩和松弛。晶状体之后有透明的胶冻样的玻璃体。玻璃体的最后面是视网膜。外部的景象就是通过晶状体投影在视网膜上，然后摄取的物像的信息通过视神经进入大脑，这样就可以感到看到真实的物像。

晶状体是眼睛的透镜，想正确地看清物像，晶状体就必须保持无色、透明和柔软三个方面的性质。如果在应该透明的部位发生浑浊，晶状体浑浊，视物时就会光线散乱，物体模糊不清，且外观也可以看到瞳孔区不黑而出现白色斑点，即形成"白内障"。

构成晶状体的物质是一种叫做晶状体蛋白的非常特殊的蛋白质，长年以来，晶状体蛋白接受的光线中的有

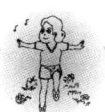

害的物质逐渐积蓄起来，于是蛋白质的结构改变。首先变硬，然后变黄、浑浊，光线不能顺利地通过，这就是白内障晶状体发病的原因。晶状体浑浊是由于在漫长的岁月里，紫外线以及一部分的可见光等光线通过晶状体而引起的必然结果。

白内障的成因，最多的是老年性白内障。显微镜检查发现超过60岁已有60%~80%的人可见到白内障。多数的老年性白内障在50~60岁这一阶段开始。老年性白内障的首要原因是由于年龄所致。恶化的原因有两点：一是由于社会经济上的问题而致的营养障碍的原因，另一是紫外线的长期照射使患白内障的危险性增大。除此之外，白内障的原因还有许多，如先天性白内障，患有糖尿病以及异位皮炎等疾病，有时会同时发生白内障，其中尤其是糖尿病，近年在增加，还有放射性白内障，爆炸性白内障及长期使用肾上腺皮质激素发生的类固醇

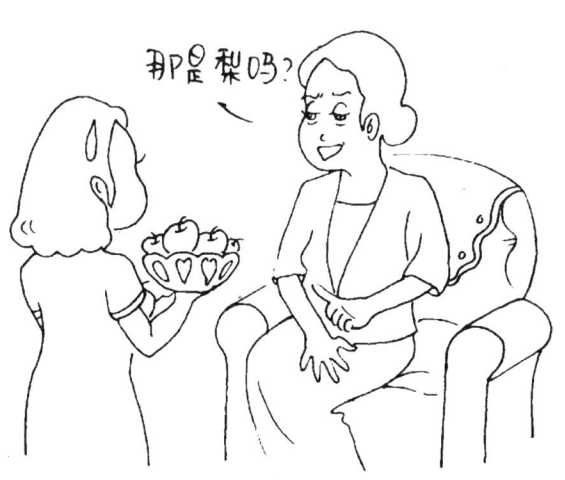

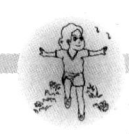

白内障，伴发于青光眼，葡萄膜炎等疾病的白内障。

白内障初期眼的外观无任何变化，也无疼痛，只是引起视力减退，像窗玻璃上罩了一层水蒸气的状态。进一步发展后，薄薄的浑浊从周边开始向中央进展，再发展下去，连正中央部位也出现浑浊，晶状体整个都变得浑浊，视力逐渐下降到眼前的手指数也数不清的程度。如果浑浊一开始就出现在晶状体正中部位，即使是稍微的浑浊，光线也会被遮挡，这样视力从早期开始就下降，所以由于浑浊开始发生的部位不同，视力下降的方式也有很大的变化。白内障最终最严重的程度是失明。

中老年人因增龄老化，紫外线等对晶状体损害作用的积蓄，再加上使白内障的诱发加重的因素及其他病因，是白内障成为中老年人的多发病，因此中老年人应定期查体，及早预防，及时诊治白内障。怎样避免白内障的发生？

首先应采取改善营养平衡的饮食，注意补充维生素C及钾元素，防止因营养不良而造成的白内障。其次应避免强烈的阳光照射，紫外线是使老年性白内障恶化的原因，在盛夏的晴天，户外活动时最好戴有帽檐的帽子或镜片带颜色的遮阳镜。最后应积极适量锻炼身体，增强体质，延缓衰老并定期检查身体，及早发现治疗已有的糖尿病，青光眼，葡萄膜炎等能促使白内障发生的疾病，尽量避免受到放射性照射，避免接触爆炸环境，避免长期大量服用肾上腺糖皮质激素。

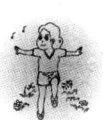

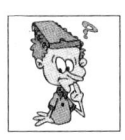

89. 得了白内障怎么办？

得了白内障后应积极治疗。首先是药物治疗。治疗白内障的眼药有法可林、卡它林、谷胱甘肽等，一般一天3~6次眼部点药。这些眼药在一定程度上可以对白内障有治疗效果，特别是对于初期的浑浊，视力基本上没有受到影响的白内障有一定的疗效。但对于浑浊已到达中心，视力稍稍模糊不清的情况，已不起太明显的作用。如果等到白内障进展到一定程度后再作手术的话，完全没有必要点眼药。口服药物有唾液腺素、六味地黄丸、牛黄肾气丸等对白内障的治疗也有一定的效果。如果白内障发展到成熟白内障，视力下降到0.4以下的时候，应该手术治疗。手术治疗的过程主要是事先充分扩大瞳孔，将晶状体表面的前囊

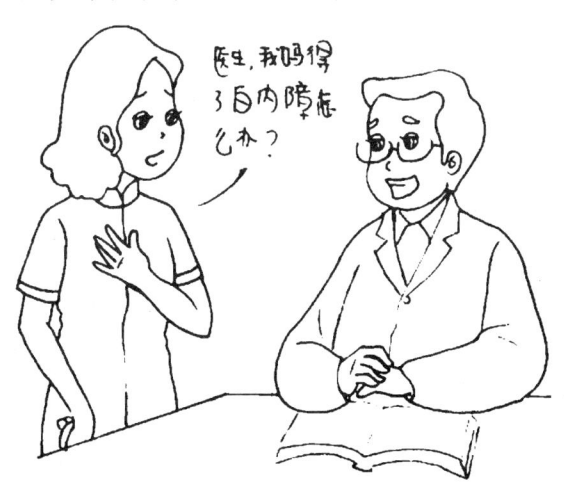

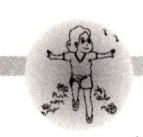

（前皮）圆形切除后，可将晶状体的皮质与核干净彻底地取出。于是只残留下囊袋，然后将人工晶状体植入里边。因为是将人工晶状体植入原来就有的晶状体的位置，所以叫作后房人工晶状体，另外用超声波将晶状体的核打碎，然后吸出白内障的手术方法（超声乳化吸引法），也正在使用。一般手术后3个月，眼睛的视力可以明显改善。

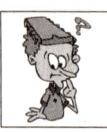

90. 什么是早老性痴呆？

早老性痴呆是由于慢性的大脑退行性改变引发的疾病。患者出现进行性远、近记忆力障碍、丧失，分析判断能力衰退，认知障碍，定向力障碍，情绪改变，行为失常，甚至意识模糊，同时伴有社会活动能力的减退。早老性痴呆与年龄、遗传、性别等因素有关。患者的大脑皮层萎缩，神经元变性，脑组织神经元突触密度降低，细胞外β淀粉样蛋白沉积，形成老年斑。绝经妇女下丘脑边缘系统的神经递质发生变化。早老性痴呆又称为阿尔茨哈默痴呆，因为阿尔茨哈默医生最早于1906年首次报道了一名起病于52岁的病例，临床表现为进行性痴呆伴有失语，4年半后死亡。以后又有同样的病例报道，于是人们将这类疾病称为阿尔茨哈默痴呆。早老性痴呆的病程漫长，早期或轻度改变阶段为9年，中期或中度阶段为5年，严重阶段可以

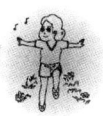

持续6年左右。这种疾病常常起病缓慢，无明显的起病期。早期症状多种多样，以近期记忆力障碍为最常见的表现。随着病情发展逐渐对往事也会遗忘，严重时出现完全遗忘。其次出现精神错乱的症状，早老性痴呆患者心胸狭隘，易发怒，睡眠秩序颠倒。病情进一步发展时，计算能力减退，还可有认知障碍，如把裤子当衣服穿在脖子上等。此阶段也可出现语言障碍，对时间、地点和人物的定向力发生障碍，不认家门，四处游走等。痴呆晚期还会出现神经功能障碍，如口、面部不能自主动作，神经系统检查出现病理征或腱反射亢进。晚期病人卧床，生活不能自理，全靠别人照顾，一般病程维持5~10年而死亡。这种疾病会给患者、家庭及社会带来长期的严重的负担和痛苦。

更年期保健

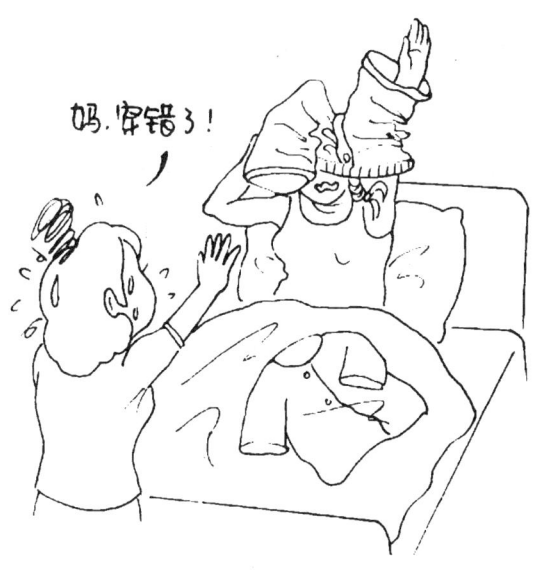

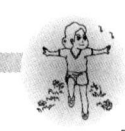

91. 早老性痴呆患病率在男性、女性有区别吗？

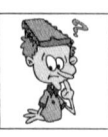

有区别。早老性痴呆女性患病率多于男性，约为男性发病率的 1.5~3 倍。研究发现载脂蛋白 APOE4 可以促进早老性痴呆的发生，而发生 APOE4 等位基因易位的女性比男性多；β 淀粉样蛋白沉积也是女性多于男性；更年期或老年期妇女雌激素的降低可促进 APOE4 的增多即下丘脑边缘系统的神经递质分泌发生变化，β-内啡肽和多巴胺活性下降，去甲肾上腺素活性增强，5-羟色胺的分泌受损，上述变化可以引起神经症状及记忆力减退，导致早老性痴呆症。因此以上因素决定了早老性痴呆女性患者多于男性患者。

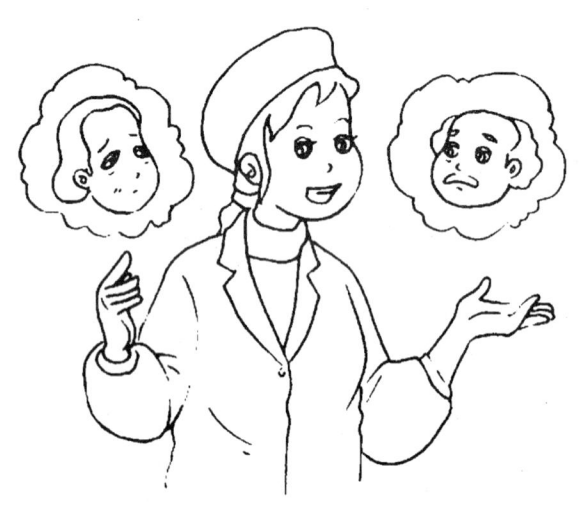

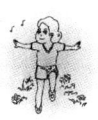

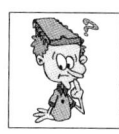

92. 早老性痴呆有遗传性吗?

早老性痴呆中的许多患者是散发的,也有的患者有家族史。从发病率上看,有家族史患者是无家族史患者的4倍。约30%的早老性痴呆由基因决定。家族性早老性痴呆呈常染色体显性遗传,族谱分析存在异质性,至少有4个位点,涉及第1、14、19和21号染色体上的相关基因。一些家族早发的早老性痴呆病例中,淀粉样前体蛋白基因突变占5%,因此早老性痴呆是有遗传性的。

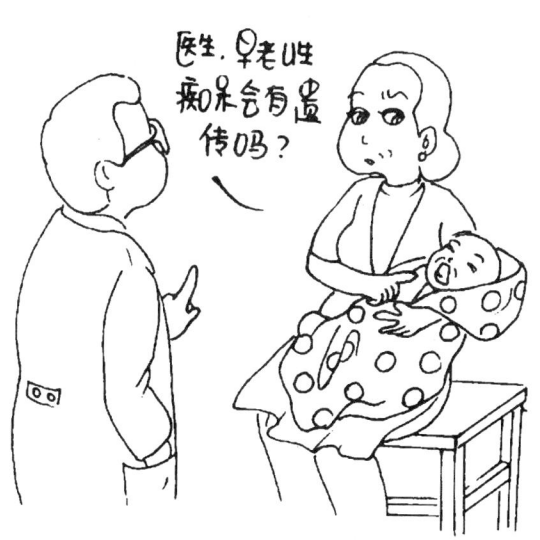

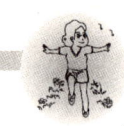

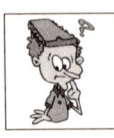

93. 如何早期预防早老性痴呆？

早老性痴呆的预防应从中年开始注意：

（1）培养良好的心理素质：树立良好的世界观，实事求是地、科学地分析周围发生的一切，并能冷静、妥善地予以处理，避免偏激，固执等心理偏差的产生，保证心理反应适度。参加力所能及的工作与学习，以获得心理上的满足感，防止寂寞。培养业余爱好，增进生活情趣，调剂精神生活，改善心境，生活有规律，使心理活动和生活富有节奏感，有利于培养健康的心理。

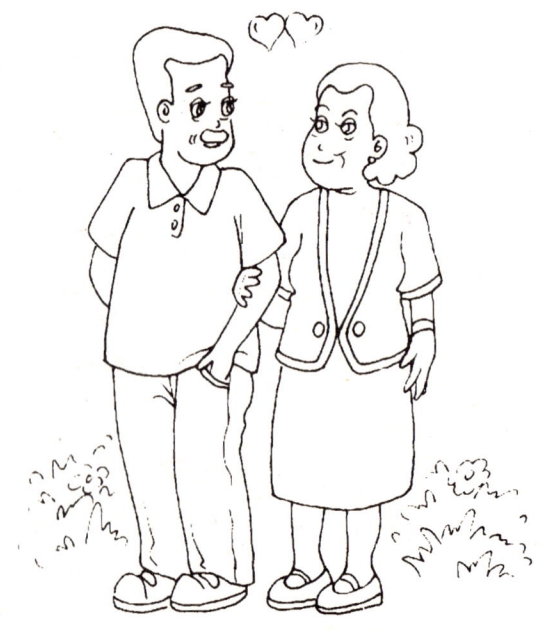

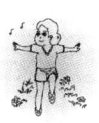

（2）安排好合理的饮食：适当限制热量的摄入，每天摄入的热量与消耗的热量应保持平衡，饮食饥饱适中，体重不宜过重。低脂肪饮食，以植物油为主，脂肪不应超过总能量的25%，尽量摄入优质蛋白如鸡蛋、鱼或瘦肉等。少吃油煎、烟熏食物，少食多餐，不宜暴饮暴食，不吸烟，不饮烈酒，多吃水果与蔬菜等富含维生素与微量元素的食品，饮食多样化。

（3）坚持适量的体育锻炼与智力训练：选择适量的体育锻炼项目，坚持不懈，使身体得到锻炼，增强体力与抵抗能力。勤于动手，多用脑，琴、棋、书、画等既能陶冶情操，又能延缓大脑的衰老。

（4）避免精神刺激：过度的精神刺激如大怒，忧伤等对大脑的功能是一大危害，所以应以宽阔的心胸面对人生，调节情感，做到情绪愉快而稳定，心理协调，正确对待环境的刺激。和谐美满的家庭有助于提高抵御外界环境的恶性精神刺激。

（5）避免脑动脉硬化及脑血栓病的发生，防止脑外伤，保证充足的睡眠，防止疲劳过度，避免脑供血不足或脑循环障碍等疾病的发生。此外，防止食物及药物的中毒及缺氧等对大脑功能的损害也很重要。

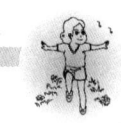

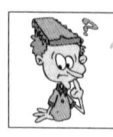

94. 如何发现早老性痴呆的先兆？

早老性痴呆呈慢性进行性加重。早期的轻度痴呆很难与老年人的神经系统功能减退区分开来，甚至很难与正常人相区分。但有人提出本病的首发症状为嫉妒，妄想，例如对自己或别人无端地猜疑。还有人认为首发症状是特别健忘，而且是近记忆力的遗忘，即使几秒钟对其反复述说的事件也会立即忘记，放置的物品也会忘记，而对过去的并有深刻印象的事件则记忆较好，这就叫逆记忆保持较好。但是随着病情的发展，远期记忆力也会逐渐丧失。另外早老性痴呆的先兆还表现为突然对自己身体和能力表示特别担心，性格突然发生变化等，但上述表现无特异性，与老年人的正常衰老不易区别。

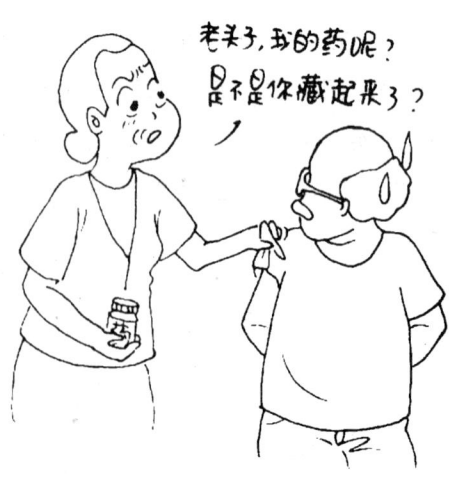

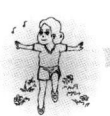

95. 如何把握好更年期心理顺利度过更年期？

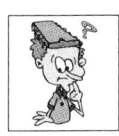

妇女进入更年期以后，首先表现的是月经停止方面的变化。但是有些人把月经停止看作是生命结束的预兆，常常产生精神状态与心理状态方面的改变。往往产生悲观、忧郁、烦躁不安、失眠与神经质等表现。更年期妇女应充分认识这些心理变化的规律，做好自我调节。

（1）早期预防：应加强体质锻炼和提高心理素质，培养健全的人格。如果体弱多病，具有神经质，则容易加重更年期综合征。其次应了解到更年期是妇女必经的生理过程，以消除不必要的紧张和顾虑，以及各种消极

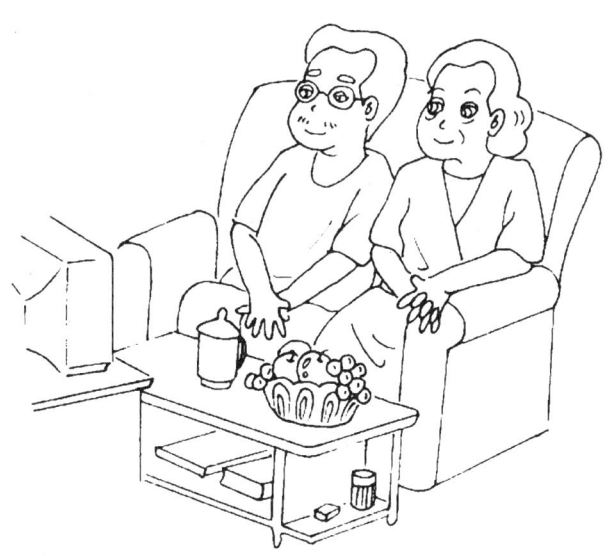

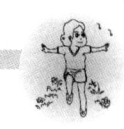

情绪，以免症状加重或迁延，形成恶性循环。

（2）重视并积极治疗各种器质性疾病，更年期由于老龄及机体各个器官功能的退行性改变是各种疾病发生的高峰期，这样会加重更年期的心理负担及加重更年期综合征，所以应定期体检和随访，及时治疗躯体器质性疾病。

（3）树立适应更年期各种变化的信心，充分了解并正确认识更年期的各种症状。如果积极地生活，不断完善和提高个人的生活质量，一般的更年期症状是可以克服和适应的，可以顺利地度过更年期。

（4）正确处理各种社会心理因素。如维持良好的人际关系，促进与别人的交往与友谊，不要封闭自我，保持家庭的稳定和乐观情绪，合理安排起居饮食，保持适量的体力劳动与体育锻炼等。

（5）必要时药物治疗。应在医生的指导下适时适量地使用药物。如果情绪焦虑可用安定 5mg，每日 2~3 次口服；睡眠不好，可用舒乐安定 1~2mg，睡前服用；忧郁者可用丙脒嗪每日 50~100mg，口服；植物神经紊乱者可用谷维素 10~20mg 口服。另外还应补充适量的维生素，钙剂等。在医生的指导与随访下可以接受激素替代治疗，可以减轻症状，并改善全身的状况。

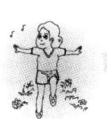

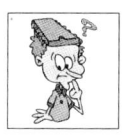

96. 如何防止更年期综合征？

更年期综合征在不同程度上影响了患者的正常工作与生活，使生活质量降低，影响患者的身心健康，因此在日常生活中应做好以下几方面以利于有效地预防更年期综合征。

（1）合理饮食与营养：应多食高蛋白，高纤维素，高维生素，低能量，低脂肪，低糖与低盐的饮食，定量定时饮食，不宜暴饮暴食。应粗细搭配，不应偏食与挑食。注意蔬菜、水果的摄入，不宜吃辛辣干燥，肥甘厚味食物，戒酒禁烟，保持充分合理的营养，使全身各个系统处于良好的生理状态，延缓衰老。

（2）保持适量的体力与脑力活动：规律、适量地锻炼身体，保持机体的活动与反应能力，积极用脑动脑，

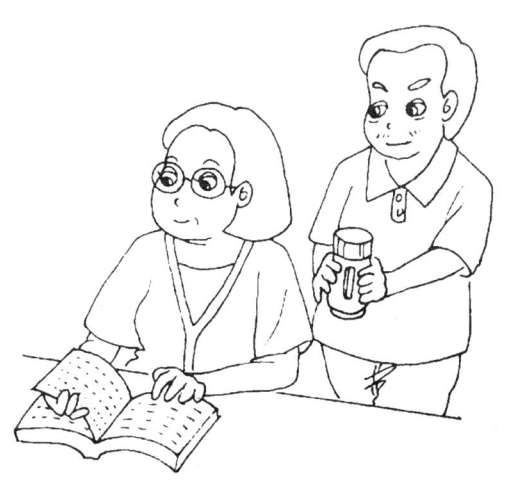

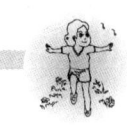

预防大脑的衰老与退化。不断参与社会活动,保持与人交往的正常活动。关心别人,不把思想局限在个人范围,可以保持积极乐观的心态,最大限度地消除忧郁,消沉,厌烦,焦虑等不良情绪。

(3) 养成规律的起居习惯:保持稳定的情绪,可以避免烦躁与激动。如果睡眠不深,可以设法安排一个舒适而安静的睡处,必要时可以适量使用镇定或安眠药物。

(4) 在排除使用激素禁忌证后应尽早适量地使用激素替代治疗:激素替代治疗可以有效地缓解更年期综合征的各种症状,如骨质疏松,心血管症状及泌尿生殖系统症状等,提高生活质量,但激素替代治疗应在医生的指导与随访条件下进行。

97. 更年期妇女出现子宫脱垂是怎么回事?

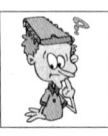

正常情况下,子宫位于盆腔的一定位置,如果子宫从正常的位置沿阴道向下移动或脱出,叫做子宫脱垂。子宫脱垂分为三度,Ⅰ度脱垂为子宫向阴道下移,子宫颈移到处女膜缘,即宫颈仍留在阴道内,但在阴道口可以看到子宫颈;Ⅱ度脱垂指子宫颈已脱出阴道口外,但子宫体仍在阴道内或子宫颈及部分子宫体脱出阴道口外;Ⅲ度脱垂是指子宫颈及子宫体脱出阴道口外。子宫脱垂患者会出现小腹、阴道及会阴部有压迫感和下坠感,自觉有东西从阴道里脱出来。开始

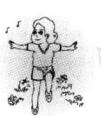

时只是在行走、劳动或腹压增加时脱出,卧床休息后症状消失,但随病情的的发展,阴道脱出物渐渐不能回复到阴道内,必须用手送回复位,多数患者还伴有排尿不畅或尿失禁。脱垂的子宫、宫颈或膨出的阴道壁暴露在外阴,长久发展可出现溃疡、出血或感染等并发症。更年期妇女子宫脱垂的发病率增加,原因是由于卵巢内分泌功能逐渐衰退,雌激素水平下降,生殖器官萎缩,子宫体积缩小,易从阴道脱出。另外盆腔肌肉张力下降,盆底的韧带及筋膜坚韧度减退,弹性下降,盆底的支持组织松弛无力加上产伤史,分娩后的重体力劳动,营养不良,或合并腹部肿瘤,便秘等因素促使子宫脱垂的发病率增高。较轻的Ⅰ度子宫脱垂可用加强营养,增强体质,避免重体力劳动等支持疗法,还可以使用子宫托或针灸中药治疗,如果发展为Ⅱ度或Ⅲ度子宫脱垂应及时到医院进行手术治疗。

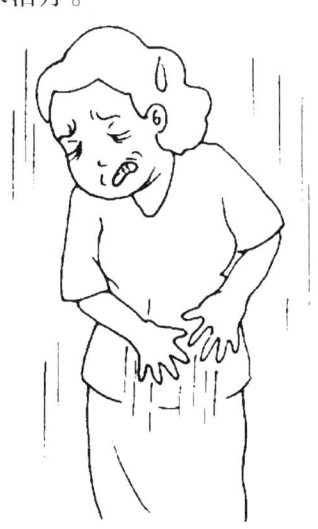

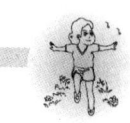

98. 怎样预防更年期子宫脱垂？

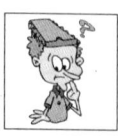

（1）做好女性一生中几个特殊的生理时期的保健，可以避免或减轻产生子宫脱垂的病理因素，也是预防更年期子宫脱垂的关键。这些阶段分别是青春期保健，月经期保健，孕期保健，产褥期保健，另外正确处理分娩中各个产程，防止产伤。

（2）注意营养，适当体育锻炼，坚持做肛提运动，防止盆腔组织过度松弛或过早衰退。

（3）注意劳逸结合，避免过度疲劳，注意保持乐观的情绪，心情舒畅，减少精神负担，排除紧张焦急，恐惧的心情，避免重体力劳动。

（4）积极防治习惯性便秘和慢性支气管炎，定期进行全身及妇科检查，及早诊治各种常见病。

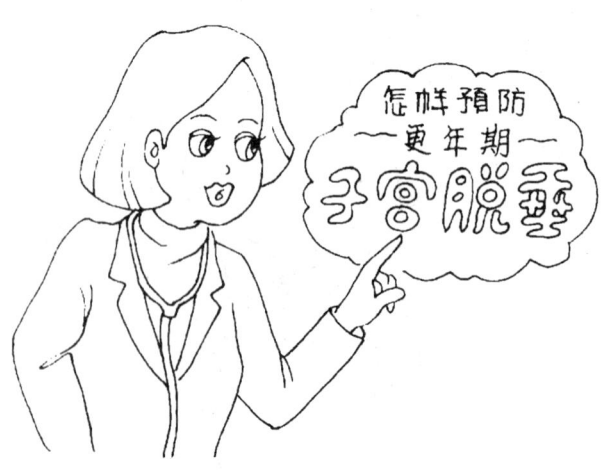

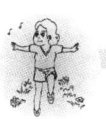

(5) 在没有使用激素禁忌的前体下,及早接受雌激素替代治疗,不但可以延缓衰老,加强盆底组织的支持力,减少子宫脱垂的发生,还可以减轻和缓解更年期出血的其他不适症状。

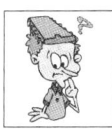 **99. 和谐的性生活对更年期妇女的健康有益吗?**

老年人要健康长寿应该有健康的身体,健全的心理状态,良好的社会适应能力,保持和谐的性生活。因为传统观念的束缚,往往被家庭和社会所忽视。实际上科学的发展已证明,老年人的性欲要求和性行为的表达都是一种生理和心理需要,不仅没有害处,相反适当的性生活有助于发挥老年人各个器官和系

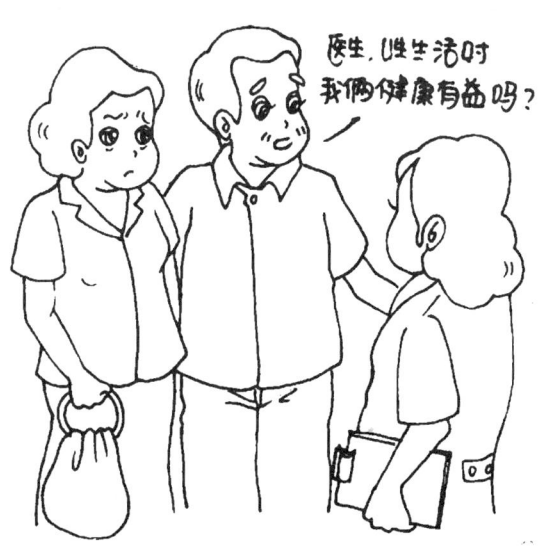

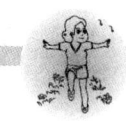

统的潜在功能，对健康状况产生良好的影响。增强整个机体的精神活力，使人焕发朝气，还对克服老年抑郁症，防止大脑老化，预防前列腺肥大等都起到积极作用。

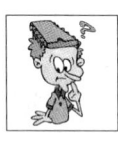

100. 如何安排好更年期的性生活？

（1）对正常的性生活要充满信心：应认识到更年期的性要求是正常的心理和生理需求。不应过分压抑自己的性要求，只有对性生活有科学的认识，才能尽情地享受性爱的乐趣。

（2）协调夫妻关系：完美的性生活不仅是肉体的结合，应当在精神上有高度的和谐与统一。如果不能正确地认识和处理，往往导致夫妻不和睦。精神上的冲突，感情上的对立，必然影响到性生活。因此老年夫妻应注

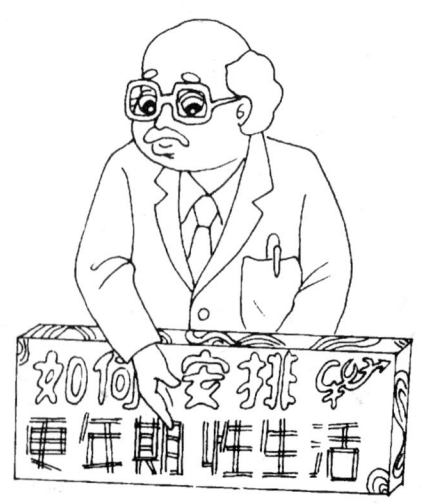

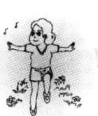

意相互关心、爱护,情感上多交流,精神上心心相印,这样才能有和谐的性生活。

(3)坚持适度有规律的性生活:规律、适度的性生活对老年人的身心均有好处。可能有人相信"纵欲伤身"的说法,所以有意识地压抑自己的性生活。如果性生活后无不舒适,也不影响熟眠和精神状态,就属于正常范围,不算"纵欲"。应根据自己的实际情况和感受来掌握性生活的适度。

(4)性生活要注意做好准备:在心理和生理上都做好准备,不应急于行事,避免动作鲁莽,否则女性会因阴道狭窄、干涩而产生疼痛,严重者会发生阴道裂伤、出血甚至休克等。

101. 40多岁的妇女皮肤为什么会发生变化?

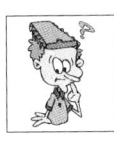

皮肤虽然远离卵巢,但是卵巢分泌的雌激素可以通过皮肤上的雌激素受体对皮肤的毛发和脂肪分布起着重要的作用。因此女性的毛发及皮肤的丰润程度与男性有明显的差异,女性的皮肤比男性细腻滑润,是女性第二性征的重要组成部分,也是雌激素的作用结果。女性青春期是卵巢功能处于成熟旺盛时期,雌激素水平较高,皮肤和毛发润泽而有弹性。随着更年期的到来,卵巢开始衰退,雌激素分泌减少,皮肤失去了雌激素的作用,皮肤变薄,皮肤的弹性纤维和胶原蛋

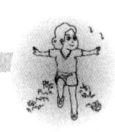

白减少,弹性消失,皮肤内水分减少,比年轻人约少20%,皮下皮脂腺也逐渐萎缩,分泌物减少,表皮干燥,失去滋润度。皮肤内的小血管收缩,营养物质供应不足;加上日积月累的日光照射,逐渐恶化的环境污染,皮肤色素细胞代谢以及神经、内分泌、免疫功能都出现衰退,皮肤出现色素斑即通常所说的老年斑。皮肤开始出现皱纹,尤其在额、眼角和口周等处明显。此外皮肤由于干燥会出现瘙痒,脱屑等症状,有时不自觉地瘙痒会引起苔藓样变化,肥厚,或继发性感染,角化,使症状更为恶化。另外皮肤脂溢性角化病、牛皮癣、神经性皮炎、湿疹等可以在各种年龄段发生,但更易发生于更年期女性。上述综合因素是使更年期女性的皮肤发生变化的原因。因此更年期妇女应注意胶原蛋白,维生素和水分的摄入,猪蹄、牛腱内含胶原较多,水果、蔬

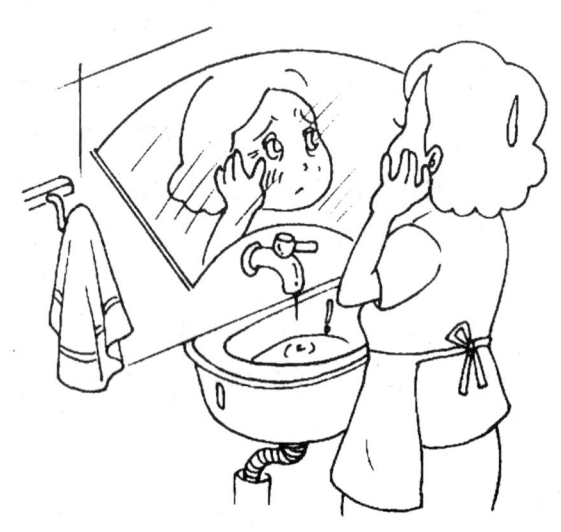

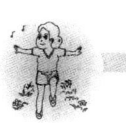

菜等含有的维生素等较多,应多食这类食品。避免食用过分辛辣的食物。另外注意皮肤清洁,但不要过分洗浴,不要使用碱性较大的洗涤剂,应适当的使用中性洗涤剂。衣服应尽量穿着纯棉制品,以免刺激皮肤,引起搔痒不适。必要时在医生的指导下使用适量的激素改善皮肤的严重不适症状。

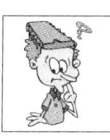

102. 发生睡眠障碍怎么办?

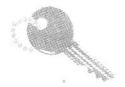

更年期综合征的患者常常出现失眠症状,严重影响休息,使患者的身体和精神深受其害。

一般可以先采取下列方法从饮食等方面调整睡眠,可以得到较好的效果。

(1) 有规律和计划地进行体育锻炼,适量地活动,可以放松神经,消除烦躁与紧张情绪,造成身体上的疲劳,对治疗失眠有一定的疗效。

(2) 睡前喝适量的牛奶。牛奶中含有使人体产生疲倦的物质——色氨酸。大脑神经细胞中分泌血清素,它可以抑制大脑的思维活动,促使大脑进入睡眠状态。人失眠的时候就是由于脑细胞分泌血清素减少,色氨酸是人体造成血清素的原料,所以临睡前食用牛奶,可以起到催眠的作用。

(3) 晚饭食用小米粥,小米中色氨酸的含量较高,而且富含淀粉,进食后可以促使胰岛素分泌,从而可以

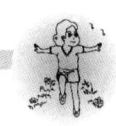

促进色氨酸进入大脑,有利于睡眠。此外面包与糖开水也可以促使胰岛素的分泌而起到催眠的作用。

(4)桂圆:含有多种维生素和糖类物质,不仅可以滋养身体,还可有镇静、健胃的作用,可以专治心脾血虚引起的失眠。用桂圆10~15枚,晚睡前煮熟服用,催眠效果较好。

(5)苹果、香蕉、梨等水果:可以治疗因疲劳过度引起的失眠症状。这类水果属于碱性食物,能抗肌肉疲劳。水果中糖分在体内能转化为血清素,可以促进睡眠。

(6)大枣、莲子与百合:大枣30~60g,加适量白糖与水临睡前煎服可以治疗因神经衰弱引起的失眠。莲子30枚,加少许盐和水睡前煎服,可以治疗因患心火旺盛引起的烦躁失眠。百合25g加适量水临睡前煎服食用于因呼吸道感染而引起的心悸、烦躁和失眠。桑椹25~50g适量水临睡前煎服,可以治疗因心血管疾病的失眠。临睡前将一汤匙醋放入开水中,搅匀后服用可以治疗由于

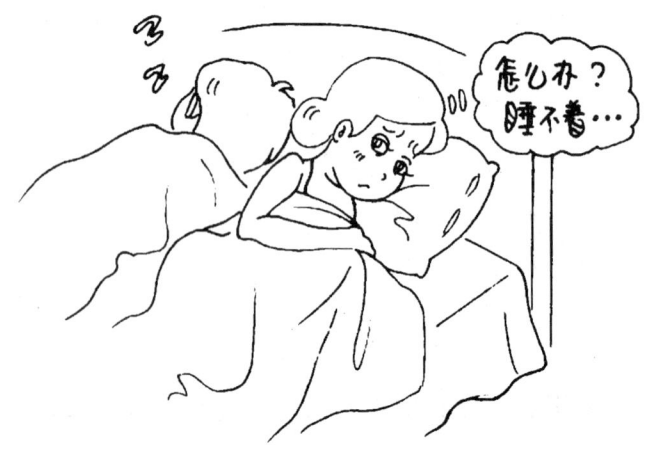

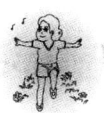

环境改变和疲劳过度引起的失眠症状。

（7）对于调整运动和饮食后仍不能缓解的较重的失眠症状，可以适当采用药物治疗。如安定 2.5~5mg，每日 2~3 次口服；眠尔通 100~400mg，每日 2~3 次口服；谷维素 10~20mg，每日 3 次口服。服用这些药物时应根据自己的症状适量服用，并适时调整剂量，症状减轻或消除后立即停止服用，因为长期服用这些镇定与安眠药物会产生一定的副作用和一定程度的耐药性。

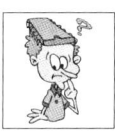

103. 更年期的妇女出现血糖升高，是糖尿病吗？

糖尿病有两种类型，一种是由于胰岛素分泌障碍引起的称为Ⅰ型糖尿病，另一种是由于胰岛素受体功能障碍引起的称为Ⅱ型糖尿病。更年期的

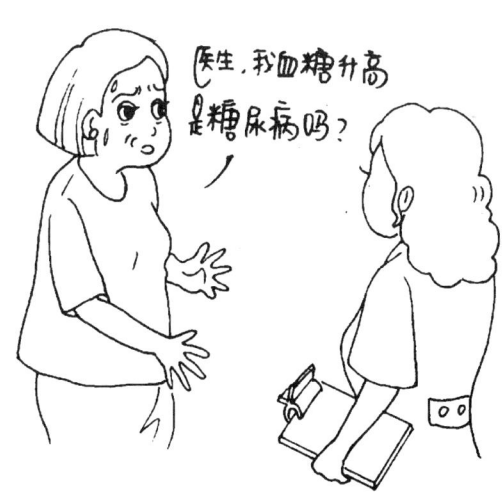

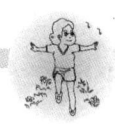

妇女由于雌激素水平下降,使胰腺对血糖的反应性下降,肝脏清除胰岛素的能力下降,导致血糖升高以及高胰岛素血症,这与糖尿病的发病机理是不同的,当然有部分人可能在上述基础上,由于肥胖、遗传等综合因素的作用极易合并Ⅱ型糖尿病。更年期的血糖升高,可以补充天然雌激素增加胰岛素的敏感性,增加肝脏清除率,因而降低血胰岛素的水平,改善糖代谢,降低血糖。Ⅰ型糖尿病和Ⅱ型糖尿病的发病机理与雌激素水平无关,不会因补充雌激素而降低血糖水平,所以更年期的妇女出现血糖升高,不一定是糖尿病,应通过全身的检查,除外因雌激素低下引起的血糖升高而确定诊断。

104. 出现更年期的糖尿病应如何诊断和治疗?

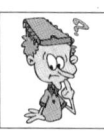

出现更年期的糖尿病应及时到医院就诊,进行详细的有关糖代谢的检查,以便确诊。一般先进行尿糖的测定,尿糖阳性是诊断糖尿病的重要依据,24小时尿糖总量通常与代谢紊乱程度相一致,因而也是判断治疗效果的一个指标。但应注意由于妊娠时期肾糖阈值降低而引起的血糖正常,尿糖阳性的特殊情况。然后是血糖的测定。空腹及饭后血糖升高是诊断糖尿病的主要依据,同时血糖也是判断糖尿病治疗效果的主要指标。空腹静脉血糖(真糖法)的正常值为3.3~5.6mmol/L 全血 (60~100mg/dl),或 3.9~6.4mmol/L 血

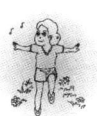

浆（70~115mg/dl）。如果空腹或饭后血糖未达到糖尿病诊断标准，为了进一步确诊或排除糖尿病，应进行口服葡萄糖耐量试验。一般采用100g葡萄糖负荷量（成人），正常人口服葡萄糖后血糖高峰多数出现于半小时，少数在一小时，不超过8.9~10.0mmol/L（160~180mg/dl），2小时血糖恢复服糖前水平。此外测定外周糖化血红蛋白的含量，一般正常人糖化血红蛋白的含量为血红蛋白总量的4%~6%，未控制的糖尿病患者的糖化血红蛋白的含量是正常值的2~4倍。除了实验室检查以外，糖尿病患者还有其他的病理改变，如多出现高脂血症和高脂蛋白血症，以甘油三酯升高为主，胆固醇增高次之，高密度脂蛋白胆固醇常降低。严重者出现肾功能减退，并发酮症酸中毒，高渗性糖尿病昏迷等。根据病史，病情，实验室检查及临床症状达到糖尿病诊断标准而确诊为糖尿病者应在医生的指导下进行综合治疗。综合治疗主要为：

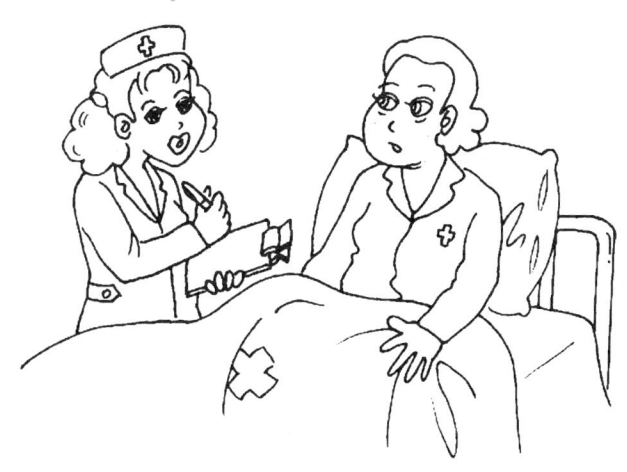

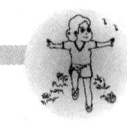

（1）对糖尿病患者及家属给予充分的宣传教育，使病人了解糖尿病的基础知识和治疗控制要求，学会尿糖测定，学会使用血糖计，掌握饮水治疗的具体措施，使用降糖药物的注意事项，从而在医生的指导下长期坚持合理治疗。

（2）保持规律的生活制度，禁忌吸烟和烈性酒，讲究个人卫生，预防各种感染。进行适量的，循序渐进的体育锻炼，并应长期坚持。一定强度的体育锻炼可以减轻体重，降低血脂，减轻动脉硬化及延缓动脉硬化的发生，还可以增加身体的抵抗能力。但是活动量应适量，以运动后不感到疲劳为度，避免出现运动后低血糖反应。

（3）饮食治疗：不论糖尿病的类型，病情的轻重或有无并发症，也不论是否应用药物治疗，都应严格和长期执行。饮食总热量和营养成分必须适应生理需要，进餐定时定量，以利于血糖水平的控制。饮食热量估计根据患者的性别、年龄和身高得出理想体重，然后根据理想体重和工作性质，参照原来的生活习惯等因素，计算出每日所需的总热量。一般糖类约占总热量的50%~60%，蛋白质占总热量的2%~15%，有时达20%，脂肪占30%~35%，按食品成分将上述饮食热量分配转为食谱。尽量食用粗制米、面和一定量的杂粮，提倡使用含不饱和脂肪酸的植物油，避免食用富含饱和脂肪酸的动物油和奶油；忌食用单糖如蔗糖、蜜糖及各种糖果、甜糕点、饼干、冰激凌和软饮料等；少食用含胆固醇高的食物如动物内脏，全脂牛奶，蛋黄等，但可以补充一定量的动物蛋白，以保证必需氨基酸的需要；多食用绿色蔬菜，有利于多种维生素、微量元素和纤维素的摄入。

（4）药物治疗：磺脲类如甲苯磺丁脲（D860），氯磺丙脲，优降糖等，这类药物可以刺激胰岛释放胰岛素降低血糖，改善糖尿病症状。适用于单用饮食治疗不能获得良好的临床和生化控制的非胰岛素依赖型糖尿病；双胍类如降糖灵，降糖片等，这类药物对正常人无降糖作用，对糖尿病患者可以起到降低血糖的作用，可能是促进肌肉等外周组织摄取葡萄糖，抑制糖异生，延缓或抑制葡萄糖在胃肠的吸收等。适用于症状轻、体形肥胖的非胰岛素依赖型糖尿病患者。

（5）胰岛素治疗。适用于非胰岛素依赖型糖尿病经饮食及口服降糖药治疗未取得良好的疗效，经体力锻炼和饮食治疗效果不佳者可以直接用胰岛素治疗而不首先选用口服降糖药。另外应定期测定尿糖，血糖，以便了解病情的变化及治疗效果。

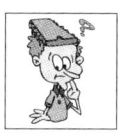

105. 子宫颈上皮非典型性增生是宫颈癌吗？

子宫颈活体组织在病理学检查时，见到细胞的形态改变，由成熟型向胚胎期不成熟的幼稚型转化，失去正常的结构时，称为不典型性增生。这样的细胞失去正常的生理功能，有类似癌细胞的一些特点，但是还不能诊断为子宫颈癌。

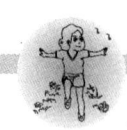

非典型性增生的子宫颈上皮，如果异常增生的细胞只占鳞状上皮的 1/3，称为轻度；异常增生达到 2/3 的定为中度；几乎达到全层上皮的称为重度不典型性增生。这三种不同程度的不典型性增生的发展和转归不同，轻度的可以通过局部治疗恢复正常，中度的也可以保持不变或转为重度。当异常细胞增多占满全层时，不易与癌细胞相区别，则认为是癌前细胞，癌变率明显上升。如果鳞状上皮细胞全部被癌变细胞代替，就诊断为原位癌。

重度不典型性增生和原位癌之间，是不容易区别的。这两种改变是一个连续转变过程的前后两个步骤，实质上是从量变到质变的动态变化的经过。有经验的病理学家经过仔细分析才能得出正确的诊断。但是不论是重度不典型性增生还是原位癌，都应采取积极的治疗措施，使细胞不向癌的方向发展，向正常的细胞转化。所

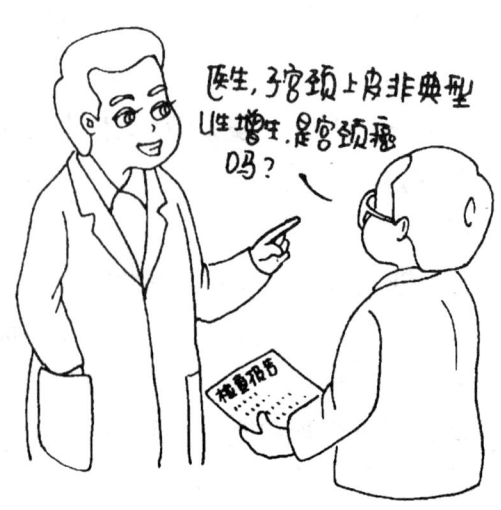

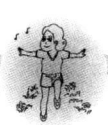

以临床上主张积极治疗较重的慢性子宫颈炎，特别是已有轻、重度不典型性增生者。治疗中应注意复查子宫颈上皮的组织学改变，以便当异常结构细胞增加时，采用更积极的措施，才不会贻误病情。

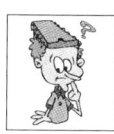

106. 绝经后发现卵巢肿瘤怎么办？

卵巢肿瘤是女性生殖器常见的肿瘤之一，卵巢组织复杂，各种肿瘤均可以发生，是全身各脏器肿瘤类型最多的部位。卵巢肿瘤不仅组织学类型多而且具有良、恶性及交界性，肿瘤种类达60多种。同时卵巢位于盆腔深处，不像子宫颈、子宫体、外阴及阴道等与体表相连，易于检查发现，等到患者自己有自觉症状时如果是恶性肿瘤，常常已发展到晚期，所以应提高警惕。绝经后的妇女由于卵巢萎缩，在做妇科检查时一般不会触摸到卵巢，如果在卵巢的位置可以触及到包块，即使不大也要进一步检查明确诊断。除了B超检查以外，还可以在腹腔镜下直视检查，甚至可以从肿块取部分组织进行病理检查，明确肿块的性质。由于卵巢的肿瘤多而复杂，不同肿瘤的恶性趋向不同，很难预测那种是良性肿瘤，什么时候发生恶变，所以当任何一类卵巢肿物的直径超过5厘米，而且持续不消退，就应当手术切除。有的卵巢肿瘤看似早期，但可能已有淋巴转移，所以尽管绝经后妇女患的是良性卵巢肿瘤，而且体

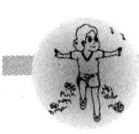

积不大，没有症状，一经确诊，应手术切除，不能保守观察，也不能期待用服药或其他的方法使它消失。良性肿瘤对放射治疗及化学治疗都不敏感，而且副作用较大，不如手术治疗安全有效。手术切除的肿块必须送病理全面检查，如果有局限恶变，还可以作进一步的处理。

此外，对以确诊的良性卵巢肿瘤，如果出现下列情况，也应考虑手术：①肿瘤压迫产生局部不适症状；②有分泌功能的卵巢肿瘤，分泌的雌激素导致月经改变或出血；③肿瘤蒂较长，易发生扭转、坏死或破裂出血；④可疑肿瘤为双侧性，恶变倾向明显者。

手术的方式和范围：一般良性肿瘤只切除卵巢即可。但是子宫颈癌和子宫体癌的危险性对于绝经妇女来说更大，而且绝经后的妇女已无生育要求，所以主张同

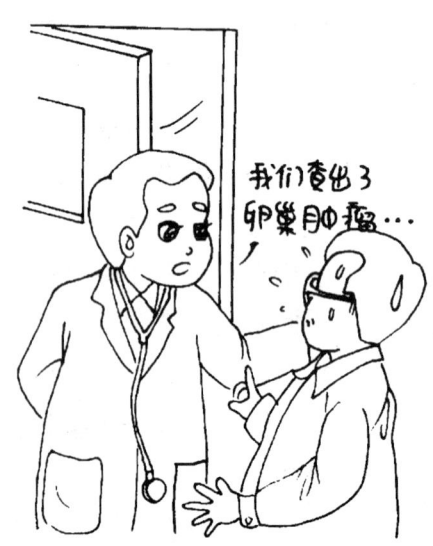

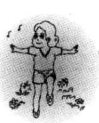

时切除子宫，避免后患。若一侧卵巢发生肿瘤，另一侧卵巢正常，妇女尚未绝经，则考虑保留正常侧的卵巢，以免出现严重的更年期症状、骨质疏松及心血管疾病，已绝经的妇女可以同时切除已衰退的卵巢，手术中切除的所有组织都应做病理检查，以排除不良病变。手术后的妇女应定期检查。

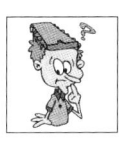

107. 绝经后的妇女能耐受大手术吗？

更年期妇女绝经后，各个重要脏器日趋萎缩、衰退、修复和应急能力降低，耐受性减退，直接影响手术的效果。如果合并肺、心血管、脑及肾脏的慢性疾病，会使手术及麻醉更趋复杂。如果处理不当，不但会增加痛苦，影响功能，甚至直接威胁生命。因此，对绝经后妇女进行大手术时，一定要做好充分的术前准备。首先，在手术指征的掌握上应严格谨慎，要考虑是否绝对必要并符合手术原则，有无其他非手术方法可以代替；不但考虑局部，而且要考虑全身系统，全面衡量，并采取相应措施，使其安全度过手术期。随着现代医疗设备和医疗技术的不断提高，麻醉方法的更新，护理条件的改变，提高了手术效果，减少了并发症的发生。对大多数妇女，即使绝经多年，多能安全经受，关键是做好手术前的准备工作及手术后的观察与护理。

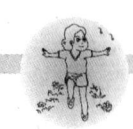

（1）手术前应仔细询问病情，仔细检查身体各个部位，尤其是心脏、肺、肝、肾脏疾病及功能。术前应进行常规的血尿粪等各项指标的检查和心电图、肾功能测定、血生化指标、胸部X线片、血糖测定等特殊辅助检查。发现异常应先取得专科医生的帮助，先纠正治疗，待病情稳定后，再进行手术。

（2）仔细观察患者言谈，行为等精神状况，耐心热情解释病情，解除心理压力，争取得到患者家属的配合与理解。

（3）注意患者的营养状况，如果出现贫血，营养不良等情况，术前应给予高蛋白，低脂肪饮食或适量输血，增加维生素的补充，改善患者对手术的耐受力，提高手术效果。

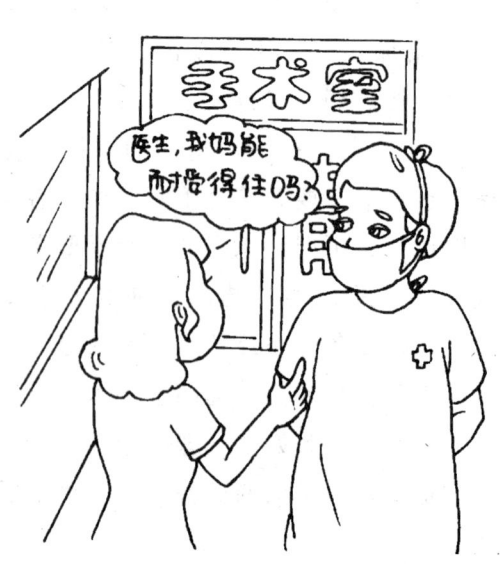

（4）如果发现患者有糖尿病、局部或全身感染等应术前给予必要的治疗，控制改善病情，避免术中或术后的危险及并发症。

（5）根据患者的病情，检查结果综合分析选择适当的手术方式，麻醉方式，并充分估计手术中及麻醉中可能出现的复杂性及意外，提出针对上述意外的治疗方案，制定手术期间周密的护理计划。

（6）做好手术中输液及输血及给氧的准备，准备好必要的抢救药品及抢救器械。

（7）手术后保证充分的休息后尽量适当活动，开始在床上进行，渐渐可以增加活动量，尽可能早日下床活动，促使胃肠道功能的恢复。

（8）加强术后的护理，防止摔伤，尿潴留及伤口的感染。手术前的准备工作越仔细全面，患者的耐受能力越强，手术的效果越好。年龄与绝经已不防碍多数手术的进行，关键是病情的需要，手术前的充分准备。

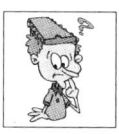

108. 更年期妇女还会发生哪些生殖器肿瘤？

妇女年龄越大，尤其是超过50岁以上的妇女，由于机体免疫功能的降低，各个器官的退行性病变及内分泌功能的改变，发生各种生殖系统肿瘤特别是恶性肿瘤的机会越多。按肿瘤发生部位的多少，依次为子宫颈、子宫体、卵巢、外阴及输卵管，而

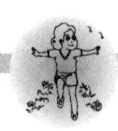

阴道发生癌瘤的可能性较少。发生于外阴、阴道及子宫颈的多数是鳞状上皮细胞癌，也有部分腺癌。子宫体主要是腺癌，与子宫颈的比例大约是1:40。子宫肉瘤、肌瘤恶变，子宫内膜异位症恶变和绒毛膜上皮癌的发生率都相对少见。主要症状是阴道不规则出血，子宫增大。

子宫颈癌在女性常见恶性肿瘤中发病率居首位。发病率有两个高峰，一个是40~49岁，一个是60~65岁，因此更年期妇女子宫颈癌发病率居首位。早期宫颈癌无明显病灶，宫颈光滑或轻度糜烂，为一般宫颈炎的表现。随着病情的发展可以出现不同类型的表现。有的局部形成菜花样赘生物，有的表现为宫颈肥大，质硬，伴随局部出血，合并感染时有脓性分泌物，晚期则形成坏死、溃疡，侵润盆腔，形成冰冻骨盆。随着子宫颈刮片细胞学检查方法的普及与推广，加上碘试验、子宫颈活组织病理检查及阴道镜的辅助检查，子宫颈癌的早期诊断率大大提高，为早期发现，早期确诊，早期治疗争取了时

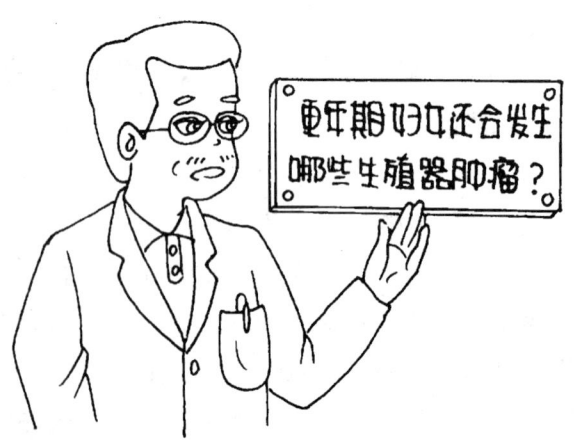

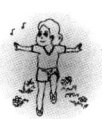

间，提高了治疗效果。手术治疗是早期宫颈癌的主要治疗方法。如宫颈锥形切除术适于早期癌的诊断、分期及宫颈上皮内瘤样病变（包括宫颈不典型性增生和宫颈原位癌）的治疗；扩大的筋膜外全子宫切除术在筋膜外切除全部子宫，适用于原位癌；次广泛全子宫切除术适用于I_A~II_B期；超广泛全子宫切除术适用于II_B~III_A期部分患者；对于老年人特别是有内科并发症者，必须合理选择手术方式。当年龄过大，全身状况较差，期别较晚患者可以考虑放射治疗，也能达到较理想的效果。

卵巢较小，但可以发生多种肿瘤，而且从其他器官转移来的恶性肿瘤也比较多见。卵巢肿瘤发病的高峰是45~64岁，良性卵巢肿瘤多半是囊性，但实性的不一定都是恶性。如卵巢纤维上皮瘤很硬，恶变很少。有的卵巢瘤具有分泌激素的功能，能使子宫内膜增生，并出现不规则出血。由于卵巢瘤较复杂，所以还没有满意的分类法，多数根据它出自哪种组织及显微镜下的形态来分类。卵巢恶性肿瘤中最常见有浆液性囊腺癌、粘液性囊腺癌、畸胎癌、副中肾透明细胞癌、胃癌转移到卵巢的克鲁根勃瘤等。卵巢肿瘤早期靠盆腔检查、B超造影法发现。阴道细胞检查无多大的帮助，晚期可以出现腹水、腹部肿块、疼痛等症状，但此时已发展到晚期，治疗困难而且效果较差。对卵巢肿瘤一旦明确诊断，应争取早期治疗，如果能手术切除，恶性肿瘤加用手术前后放射治疗及术后化学治疗，预后较好。如有复发，还可以再行手术，绝经前后妇女手术范围应包括全子宫及双

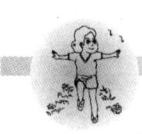

侧卵巢，并尽可能彻底切除盆腔组织或已有转移的部位，如大网膜、肠、输尿管、膀胱等。

输卵管肿瘤非常少见，但肿瘤也不少，手术前较难确诊。手术前正确诊断率只有2%，但若能警惕此种肿瘤的可能性，则可以提高诊断率。输卵管恶性肿瘤中最多见的是原发性输卵管癌，其次是肉瘤和绒毛膜上皮癌，恶性度高，易转移。早期症状多不明显，最值得重视的是大量阴道流水或流血，子宫及附件摸不到明显的肿块，或仅觉输卵管部位有肿胀感。子宫腔吸取细胞做涂片检查，阳性细胞检出率可达60%，进一步做诊断刮宫检查，排除了子宫内膜癌，即可明确癌细胞来自输卵管。若仍有怀疑，应进行腹腔镜或剖腹探查。延误手术时机，预后很差，5年生存率不到5%，大约有25%的患者一年后复发。由子宫癌、卵巢癌、胃肠道癌或绒毛膜上皮癌转移而来的癌比原发性输卵管癌较多见，表现多随原发癌而异，治疗也包括在原发性癌的治疗中。原发性输卵管癌的治疗也是以手术切除全子宫及附件（输卵管和卵巢）为主，辅助以放射治疗或化学治疗，但后两种的治疗效果不肯定。因此提高对本病的警惕性是治疗成功的关键，但是由于早期输卵管癌的肿块较小，所以不容易早期发现。

生殖系统的良性肿瘤很多，身体其他器官能发生的类型都可能有，如外阴的汗腺瘤、纤维瘤、脂肪瘤、血管瘤、淋巴瘤、乳头状瘤、神经瘤、肌瘤、囊肿、子宫内膜异位肿块等。这些肿瘤，慢性炎症，退行性变等都有恶变的可能性，应当及时治疗，并定期随诊。

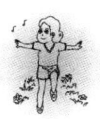

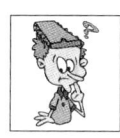

109. 祖国医学如何认识更年期综合征？

祖国医学认为正常月经的产生是经络、脏腑、气血相互作用于胞宫的正常生理现象。只有在肾气充盈、天癸蓄极而泌，冲任二脉通盛等相互作用的情况下，月经才能正常行使。月经的主要成分是血，血的生成、统摄、运行，都有赖于气的生化与调节。气血又来源与脏腑，如心主血、肝藏血、脾统血、脾胃有为气血生化之源。肾藏精，精化血，肺主一身之气，朝百脉而输精微、故五脏安和、气血通畅，汇于冲任，下达胞宫，则血海按时满盈而下，保持月经正常。这说明了月经的产生与调节是与脏腑气血盛衰、经络通畅与否直接相关。

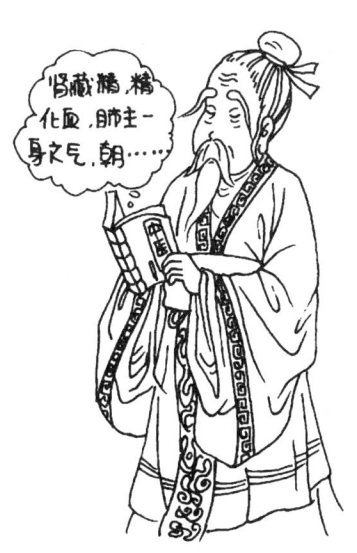

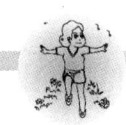

妇女在 45~55 岁左右绝经前后由于先天的肾气虚衰,导致冲任脉虚,天癸竭而致阴阳失调,发生更年期综合征。更年期的病因病机与患者体质有关。因肾阴不足,阳失潜藏,或肾阴虚少,经脉失于温养,阴阳失调所致。肾阴不足表现为面部阵发性潮热,出汗,失眠,头晕,易激动或忧郁,心悸,或口干口苦,耳鸣,手足心热,舌质红,脉细数。肾阳不足表现为精神衰糜,腰膝酸软,畏寒肢冷,细少便溏,浮肿或肥胖,舌淡苔薄,脉沉细。

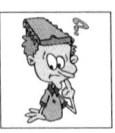

110. 祖国医学对更年期综合征怎样治疗?

祖国医学治疗更年期综合征的原则是,由于本病上实下虚,下寒上热,阴阳失调,因此重点治疗在于调节肾阴肾阳的平衡,以滋肾补肾为主,再据兼证之不足,加减辩证施治。如果肾阴不足,则应滋阴益肾,养肝潜阳为原则。如二仙汤、更年康等。如肾阳不足则以温肾助阳为原则。

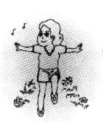

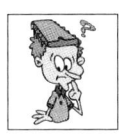

111. 有更年期综合征哪些症状的妇女可以用柴胡疏肝汤?

更年期的妇女出现精神萎靡,腰膝酸软,畏寒肢冷,纳少便溏,浮肿或肥胖,舌淡苔薄,脉沉细,情绪低落,睡眠欠佳,全身不适,食纳不香,心胸烦闷,胁痛腹胀,易疲劳,工作能力下降,语言减少,动作迟缓,悲观消极的症状可以用柴胡疏肝汤。

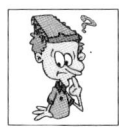

112. 二仙汤对哪些患更年期综合征的妇女有疗效?

二仙汤可以起到滋阴益肾,养肝潜阳的作用,对于面部阵发性潮红,出汗,失眠,头晕,易激动或忧郁,心悸,或口干口苦,耳鸣,手足心

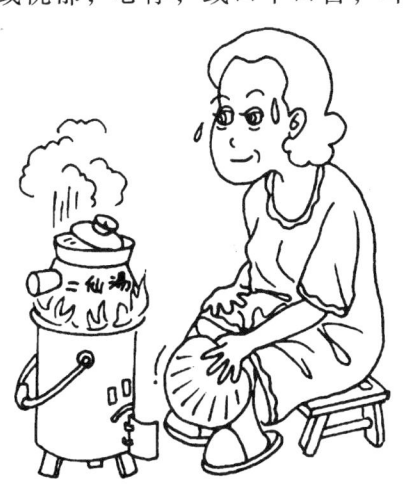

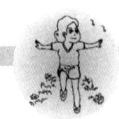

热,舌质红,脉细数等的症状有疗效,本方不但用于更年期综合征,尤适于更年期综合征伴高血压者。